செம்பதிப்

குப்பமுனி
அனுபவ வைத்திய முறை

தொகுப்பாசிரியர்:
பண்டுவர் இரா. முத்துநாகு

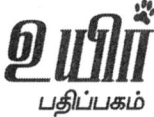

உயிர்
பதிப்பகம்

குப்பமுனி
அனுபவ வைத்திய முறை
தொகுப்பாசிரியர்: பண்டுவர் இரா. முத்துநாகு

© இரா. முத்துநாகு

நான்காம் பதிப்பு: ஆகஸ்ட் 2024
முதல்பதிப்பு: டிசம்பர் 2021

பக்கங்கள்: 184
பிரதிகள்: 500
வெளியீடு: உயிர் பதிப்பகம்
எண்: 4, 5 ஆவது தெரு, சக்தி கணபதி நகர்,
திருவொற்றியூர், சென்னை - 600 019.
மின்னஞ்சல்: uyirpublication@gmail.com
அலைபேசி: 98403 64783
இணையதளம்: www.uyirpublication.com

அட்டை, புத்தகம் வடிவமைப்பு: பா. ஜீவமணி
அச்சகம்: ஜோதி எண்டர்பிரைசஸ், சென்னை - 600 005

விலை: ரூ 250.00

Kuppamuni
anubava vaithiya murai
Compiled by Panduvar R. Muthunagu

© R.Muthunagu

Fourth Edition: August 2024
First Edition: December 2021
Language: Tamil
Copies: 500
Pages: 184
by Uyir Pathippagam
No. 4, 5th Street, Sakthi Ganapathi Nagar,
Thiruvottriyur, Chennai 600 019
Contact: 98403 64783 | uyirpublication@gmail.com
www.uyirpublication.com
Wrapper, Book Layout: B Jeevamani
Printed at Jothi Enterprises, Chennai 600 005

ISBN: 978-81-95220-42-7
Price: Rs. 250.00

உயிர்
பதிப்பகம்

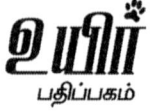

வெளியீட்டு
எண்: 12

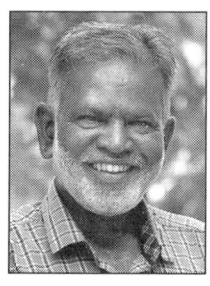

பண்டுவர் இரா. முத்துநாகு

தேனி மாவட்டத்திலுள்ள வைகை அணை கட்டுவதற்காக நிலம் கையகப்படுத்தப்பட்ட கிராமங்களில் ஒன்றான குரும்பட்டியில் 1967 ஆம் ஆண்டு பிறந்தவர். கண்டமனூர் ஜமீன் சித்த மருத்துவ பண்டுவரான நா. குப்பக்கோனார் பேரனாவார். தந்தை பண்டுவர் கு. இராமக்கோனார், தாய் கோவிந்தம்மாள். சித்த மருத்துவத்தை இவரும் அறிந்தவர்.

விலங்கியல் பட்டப் படிப்பை மதுரை யாதவர் கல்லூரியிலும், ஒளிப்படக் கலை பட்டயப் படிப்பினை சென்னை கிண்டி அரசு தொழில் நுட்பக் கல்லூரியிலும் பயின்று 1994 முதல் தற்போது வரை ஆண்டிப்பட்டியில் ஒளிப்படக் கூடம் நடத்தி வருகிறார்.

கல்லூரி காலங்களில் இலங்கை தமிழர் உள்பட சமூகப் பிரச்சனைகளுக்காக போராடி சிறை சென்றவர். பழங்குடியினர் மற்றும் விளிம்புநிலை மக்களுக்காகத் தொடர்ந்து போராடியும், குரல் கொடுத்தும், எழுதியும் வருபவர். 1988 இல் 'இளங்குயில்' இதழின் இணை ஆசிரியராகவும், 1994 –2001 வரை 'தினமலர்', 2001-2013 வரை 'ஜூனியர் விகடன்', அதனைத் தொடர்ந்து 'மல்லிகை மகள்', 'ஜன்னல்' போன்ற இதழ்களில் நிருபராக பணியாற்றியவர். இது சுளுந்தீ புதினத்தை அடுத்து இது இவரது இரண்டாவது நூலாகும்.

தொடர்புக்கு: rmnagu@gmail.com | 94433 00717

பதிப்புரை

தொகுக்கப்படாத அறிவும் மக்கள் மருத்துவமும்!

உலகிலுள்ள தொல்குடிகள் தங்களுக்கென தனியான பாரம்பரியமான அனுபவ மருத்துவ அறிவைக் கொண்டுள்ளன. இத்தகைய அறிவை, 'தொகுக்கப்படாத அறிவு' என, காரல் மார்க்ஸ் குறிப்பிடுவார்.

அறிவு என்பது எழுத்து சார்ந்தது மட்டும் இல்லை. பண்பாடு இசை, கலை, நாடகம், இலக்கியம், சிற்பம், சமயம், அந்தச் சமயம் சார்ந்த வாழ்வியலோடு இணைந்த 'மருத்துவமும்' இடம்பெறும். இந்த மருந்தைக் கொடையாகக் கொடுப்பதை 'ஔசததானம்.' என்பார் தொ. பரமசிவன். 'மருந்தை ஆய்ந்து கொடுத்த அறவோன்' என சங்க இலக்கியம் மருத்துவம் குறித்துக் குறிப்பிடுகிறது.

இயற்கையால் ஏற்படும் உடல் நலக்குறைவுகளுக்கு மானுடன் தனது அனுபவ அறிவால் அறிந்த மூலிகை, கனிமம் இவைகள் மூலம் குணப்படுத்தினான். இம்முறையில் பாம்பின் நஞ்சும் மருந்தாகப் பயன்படுகிறது. இத்தகைய பாரம்பரியமான வைத்திய முறை தமிழர்களின் வரலாறு முழுவதும் காணப்படுகிறது. வைணவ குறியீட்டுத் தலைவனான திருமாலின் படுக்கையாகவும், சைவத் தலைவன் சிவனின் கழுத்திலும், சமணர்கள் படுக்கைகளிலும், பாசுபதத்தில் தண்டத்திலும், ஆசீவகத்தில் வாழ்விடங்களில் மையக்குறியீடாக நல்ல பாம்பு இருப்பது கவனிக்கத்தக்கது. இதனைச் சித்தர் மரபுகளிலும் காணலாம்.

மருத்துவத்தின் வேர்ச்சொல் 'மரு'. இது 'மணம், பெருமை, சீர்மை' என்று பொருள்படுகிறது. சித்த மருந்துகளில் பயன்படும் தாது மருந்துகளை மூலிகைச் சாறு கொண்டு அறிவுப்பூர்வமாக சுத்தி முறை கையாளப்படுகிறது. இதனால் சித்த மருந்துகளால் எதிர் மற்றும் பக்கவிளைவுகள் ஏற்படுவது இல்லை. சுத்தி செய்யாதது மருந்தாக மாறாது.

பெரும்பாலான நோய்களுக்கு அனைவரும் அன்றாட புழக்கத்திலும் சமையலுக்குப் பயன்படும் பொருள்களே மருந்துகளாக இருக்கும். இதன் கலவையும் சேர்மானமுமே சித்த மருத்துவம். மூலிகைகளின் கலவையும், அளவும் உடல் கூறுடன் ஒன்றுடன் ஒன்று பிரிக்க முடியாதது. இதைக் கூர்ந்து அறிந்தால் அனைவரும் சித்த மருத்துவராக முடியும். இதனால் தான் மருந்தியலை மட்டுமே கொண்டுள்ள சித்த மருத்துவத்தில் உடற்கூறு இயல் என்ற பிரிவு இருக்காது.

இந்தியாவை ஆண்ட இங்கிலாந்து ஆட்சி இந்திய ஒன்றியத்தை உற்பத்தி கேந்திரமாகவும், வருவாய்த் தரக்கூடிய அட்சயபாத்திரமாக மட்டுமே பார்த்தது. இவர்கள் முதலில் கைவைத்தது சித்த மருத்துவம் மக்கள் மருத்துவமாக இருப்பதைக் கண்டறிந்து நாவிதர்கள், மருத்துவச்சிகளை மக்களிடமிருந்து அப்புறப்படுத்தினார்கள். கரு முதல் குழந்தை வளர்ந்து பால்குடி மறந்து தாயிடமிருந்து விலகிச் செல்லும் ஒவ்வொரு கிராமங்களிலும் செவிலியராக இருந்த மருத்துவச்சிகளை அப்புறப்படுத்தியது. இதனால் மக்களிடமிருந்த அறிவு மங்கத்துவங்கியது. இதனால் குழந்தை பிறப்புச் சிக்கல், சிசு மரணம், சேய் மரணம் என்பதால் பெரும் பரபரப்பு தொற்றியது. இந்த காலத்தில் தனது அதிகார இருப்பு மூலம் "சித்த மருத்துவம் அறிவியல் அற்றது ஆய்விற்கு உட்படாதது" என அறிவித்து இவர்கள் துவக்க அனுமதித்த சித்த மருத்துவ கல்லூரிகளை மூடிட ஆணையிட்டது. இதனால் பேறுகால, குழந்தை, கண், பல் மருத்துவம் இல்லாத துறையாக மாறிவிட்டது.

சித்த மருத்துவத்தில் பயன்படும் கல்லங்குஞ்சை என்ற கஞ்சா, போஸ்தக்காயிலிருந்து கிடைக்கும் பிசினான அபினி, போன்றவை குற்றவியல் பொருள்களாக அறிவித்து சித்த மருத்துவர்கள் கைது செய்யப்பட்டதால் சித்த மருத்துவர்கள் சிதறத்துவங்கி சித்த மருத்துவத்தின் கருவான குரு–சீடன் முறை உடையத் துவங்கியது. அரசமரபில் உருவாக்கப்பட்ட தண்ணிர் தருமம், கஞ்சித்தருமத்திற்கு வழங்கப்பட்ட மானியங்களை புறம்போக்கு நிலமாக அறிவிக்கப்பட்டது போல் சதிராட்டக்காரர்கள், குயவர்கள், சிற்பிகள், ஆசாரிகள், நாவிதர்கள், ஏகாலிகளுக்கு போல் சித்த மருத்துவர்களுக்கு வழங்கப்பட்ட நில மானியங்கள் பறிக்கப்பட்டது. இதனால் மானுட அறிவு, அழிவை நோக்கிய பயணத்தை பிரிட்டீஷார் துவங்கி வைத்தனர். இதனால் தங்கத்தை பற்பமாக உண்ணலாம் என்பதை ஏற்ற பொது (புத்தி) மனதிற்கு இன்று அணிகலனாகவும், பாத்திர பண்டமாகவும் உள்ள வெங்கலம் (கண் குறைபாட்டு மருந்து) முத்து (முற்றியவாதம்), தாமிரம் (குட்டம்,

புற்று) இரும்பு (சோகை), நாகம், வங்கம் (ஈயம்) (கருங்குட்டம், மேக நோய் 21 க்கும்) வைடூரியம் (தாது) வைரம் (தீரா குட்டம்) பவழம் (ஜன்னி) கோமேதகம் (கல்லடைப்பு) பாதரசம், காந்தம், ஊசிக்காந்தம் இப்படியானவைகள் பற்ப செந்தூரமாக மாற்றத்தெரிந்த மருத்துவர்கள் இருந்தும் தமிழ்நாட்டரசின் சித்த மருத்துவத்துறையினர் இவர்களை தொடர்ந்து புறக்கணித்ததன் விளைவாக பாடநூல்களில் மட்டுமே இவை உள்ளது.

கல்லங்குஞ்சை (எ) கஞ்சா போஸ்தாக்காய் என்ற அபினி... தொப்பி கள், சாராயம், இப்படியானவை என்னவென்று தெரியாது போனது மட்டும் அல்ல ... இவைகள் எல்லாம் மனிதனை காக்க மருந்துகளாக மனிதன் கண்டறிந்தது என்பதை பரப்புரை செய்ய வேண்டிய சித்த மருத்துவத்துறையினர் வாய் திறந்து பேசாததன் விளைவு.... அதே பிரிட்டீஷார் கொண்டு வந்த வனச்சட்டத்தால் கடுக்காய், மாசிக்காய், தான்றிக்காய்.... குங்கிலியம் மரத்தின் பிசினான குங்கிலியம் போன்றவை மலை சரக்கு எனப்படும் பல்லாயிரம் மூலிகைகளை வெளிநாடுகளிலிருந்து இறக்குமதி செய்து அதிக விலை கொடுக்க வேண்டிய கட்டாயத்தில் உள்ளதால் ஆங்கில மருத்துவத்தை விட சித்த மருத்துவம் விலை உயர்ந்ததாக மாறிவிட்டது. கஸ்தூரி மானிலிருந்து கிடைக்கும் திரவமான கஸ்தூரி என்ற அத்தர், மானின் கோரோசனை மான் கொம்புகள் ...கிடைக்காமலே போனது.

தில்லி முகலாய அரண்மனையின் 16 ஆம் நூற்றாண்டில் மருத்துவராக பணியில் இருந்த மேற்கத்திய மருத்துவர் பெர்னியர், தனது குறிப்பில் “இந்தியா முழுவதிலும் முழங்கால் வலி, மூட்டுவலி சம்மணம் போட்டு உட்கார முடியாதவர்களைக் கூட நான் பார்க்கவில்லை. இது எனக்கு வியப்பாக உள்ளது. அதே போல் பாலியல் நோய் தாக்கம் பொதுமக்களிடம் அறவே இல்லை என்பதை எனது களஆய்வில் தெரிந்துகொண்டேன். சித்த மருத்துவத்தில் கடும் நோய்களுக்கு உப்பு புளி நீக்கிய உணவு கட்டுப்பாடு என்ற பத்திய முறை. இதை அவர் தீராத நோய்களுக்கு மக்கள் மருந்தை மட்டும் சாப்பிட்டு உணவின்றி உண்ணா நோம்பு இருந்து குணப்படுத்துகிறார்கள். இந்தியாவில் ஆழ அறிவுள்ள மருத்துவம் உள்ளது என்பதை அறிகிறேன்” என தனது தினக்குறிப்பேட்டில் குறிப்பிட்டுள்ளார். இதிலிருந்து நமக்கு உணர்த்துவது “பிரிட்டீஷ் இந்தியாவில் கொண்டுவரப்பட்ட தொழில் மயமாக்கமும் அதன் விளைவால் ஏற்பட்ட உணவு சங்கிலி உடைப்பை விவாதிக்க வேண்டிய செய்தியாக உள்ளது.

“சித்த மருத்துவ மருந்துகளை சாப்பிட்டால் பக்கவிளைவு வரும் என்ற அறிவியலற்ற நம்பிக்கையை நம்பிக்கையாக விதைத்து எந்த

விதமான மானுட பகுத்தறிவு' என்பதை விவாதிக்க வேண்டிய காலத்தில் உள்ளோம். இதுவே இந்திய ஒன்றியத்தில் குறிப்பாக தமிழர் மருத்துவத்தை முடக்கியதுமே காரணம்" என, புலப்படுகிறது.

இயற்கையாகவும் செயற்கையாகவும் அக்காலகட்டத்தில் ஏற்பட்ட பஞ்சமும் குழு வாழ்க்கை முறை சிதைந்து இடப்பெயர்ச்சியால் அறிவுச் சிதறல் தொடங்கியது. இதன் தாக்கம் இன்று வரை தொடர்கிறது. 1934 இல் கொண்டு வந்த நெருக்கடி 1964 வரை சித்த மருத்துவத்திற்கு தொடர்ந்தது. பிரிட்டீஷ் அரசு மதக்கொள்கை கடைபிடித்தது போல மருத்துவத்தில் 'அலோபதி' மட்டுமே என்ற கொள்கையால், துவக்ககாலத்தில் அங்கீகாரம் செய்து விட்டு, அலோபதி மருத்துவத்தை முன்னிலைப்படுத்த குழுவிசாரணை என்ற பெயரில் கல்கத்தா கமிட்டி, கோமான் கமிட்டி, சர்.உஸ்மான் கமிட்டி என தொடர் முட்டுக்கட்டைகளை கொடுத்தது. வாதம், பாலியல் நோய், தோல், சன்னி, கர்ப்பவிப்புருதி என்ற மாதவிடாய் சிக்கல், பயித்தியம், கிறுக்கு, வெறிநாய்க்கடி போன்ற நோய்களுக்கு ஆங்கில மருத்துவத்தில் மருந்து இல்லாததால் சித்த மருத்துவம் உயிர்ப்பிற்கு காரணமாகவும் அமைந்தது. நெருக்கடியான இக்காலத்தில் சித்த மருத்துவத்தை தனிநபர்கள் மட்டுமே உயிர் காத்து வந்தனர். வேறு வழியில்லாது மக்களும் ஆங்கில மருத்துவத்தை நாடினார்கள். சில பத்தாண்டுகளுக்கு முன்பு வரையில் வீட்டிலுள்ள பெண்கள் நடைமுறை அறிவைக் கொண்டிருந்தனர். இன்று பாரம்பரியம், பண்பாடு இதை உலகமயமே தீர்மானிக்கும் சக்தியாக மாறிவிட்டது.

இந்த நிலையிலும் பாரம்பரிய மருத்துவ முறையின் மீது கவனத்தை திருப்பிய நிகழ்வாக, 'டெங்கு' காய்ச்சலைக் குறிப்பிடலாம். ஆங்கில மருத்துவத்தால் தீர்வு காண இயலாத நிலையில், 'நிலவேம்பு' கசாயத்தால், டெங்கு காய்ச்சல் கட்டுப்படுத்தப்பட்டது. இதன் மூலம் மக்களின் கவனம் சித்த மருத்துவ முறைகளின் மீது திரும்பியது. அதனை 'பெருந்தொற்று' (கோவிட்-19) முழுமைப்படுத்தியது எனலாம்.

சித்த மருத்துவத்தில் பால்வினை நோய்களை (HIV, AIDS) மேக நோய் என்றும் குறிப்பிட்டு அதற்கான மருந்துகள் பல உள்ளது. மேக நோய் 20 வகை. முதல் ஐந்து வகை. இந்த நோய் மனித இனம் தோன்றிய காலம் தொட்டு இருக்க வாய்ப்புள்ளது. ஆனால் இந்த நோயினை ஆங்கில மருத்துவம் கண்டறிந்தது 1980 காலங்களிலே என்பதை மறந்து விட்டோம். எய்ட்ஸ் (AIDS)-ல் குறிப்பிடும் நோய்யின் அறிகுறிகளை சித்த மருத்துவம் குறிப்பிட்டு மேக நோய் என்கிறது. இந்த நோய்க்கு அலோபதி மருத்துவர்

செ. தெய்வநாயகம் சித்த மருந்து மூலம் சிகிச்சையை முன்னெடுத்ததை முதன்மையானதாகக் குறிப்பிடலாம்.

சென்ற மார்ச் 2020 ஆம் ஆண்டு தொடக்கத்தில் இருந்து உலகின் பெரும்பாலான நாடுகள் 'உலகடங்கு' கொண்டு வந்த போது ஆங்கில மருத்துவத்தில் தீர்வுகாண இயலாத நிலையில், சித்த மருத்துவம் 'கபசுரக் குடிநீர்' நம்பிக்கையை கொடுத்தது, இழப்புகளின் பாதிப்புக்களைக் குறைத்தது. அரசும் ஆங்கில, சித்த மருத்துவ முறைகளை இணைத்து 'பெருந்தொற்றைக்' கட்டுக்குள் கொண்டு வந்ததால் மக்களின் கவனம் இயற்கை மீது திரும்பியது. சிறுதானிய உணவு வகைகள், சித்த மருத்துவ முறைகள், இயற்கை காய்கறிகள் என நோய்த் தொற்றின் பாதிப்பிலிருந்து பாதுகாப்பதற்கான வழிகளையும் தேடத் தொடங்கினர்.

தமிழகத்தின் பட்டிதொட்டிகளில் சித்த மருத்துவ குடும்பங்கள் தலைமுறை தலைமுறையாக பாதுகாத்து மருத்துவம் பார்த்து வந்தனர். இவர்கள் வைத்துள்ள ஏட்டுச்சுவடிகளை பனுவல்களாக ஆவணப்படுத்தும்போது, பல்வேறு வெளிச்சக் கீற்றுகள் வெளிவரும். அந்த வகையில் அரை நூற்றாண்டிற்குப் பின் இத்துறையில் தமிழில் வெளிவரும் அனுபவ வைத்திய நூல் பெருமை பெறுகிறது. 'தலைவலி முதல் பாலியல் நோய்கள், பாம்புக்கடி, வெறிநாய்க்கடி, பல்வேறு பாம்பு, பூச்சிக்கடிகளுக்கான மருந்துவ முறைகளையும் மனித உடலின் அனைத்து விதமான நோய்களுக்கும் இந்நூல் கொண்டிருக்கிறது. வாழும் பகுதியில் உள்ள தாவரங்களின் புழங்கு பெயர்களுடன் மருத்துவப் பொருட்கள், மருந்துகளைத் தயாரிக்கும் முறை, அதன் அளவு என வெகுநுட்பமாக இந்நூல் பேசுகிறது. அதேவேளையில், சில சொற்கள், சில தாவரங்களின் பெயர்கள், அளவுகள் போன்றவற்றை சட்டென புரிந்துகொள்ள இயலாது. எனினும், நல்ல காற்று நல்ல மண் இவை எல்லாவற்றையும்விட, இவை பற்றிய அறிவையும் நம் முன்னோர்கள் விட்டுச் சென்றுள்ளனர் என்ற பெரும் பேராசிரியர் தொ. பரமசிவன் குறிப்பிடுவார். இத்தகைய மருத்துவ முறைகள் குறித்த அரிய ஆவணங்களைப் பாதுகாப்பதும், எதிர்வரும் தலைமுறைக்கு விட்டுச் சென்றதை இரா. முத்துநாகு, தனது கடின உழைப்பில் 'குப்பமுனி அனுபவ வைத்தியமுறை' நூலாக உருவாக்கியுள்ளார். இதிலிருந்து பல ஆய்வுகளும், நூல்களும் வெளிவரும் என்ற நம்பிக்கை உள்ளது.

அறிவியலே முதன்மையானது. ஆனால் மேலைநாட்டில் தோன்றிய அறிவியல் – அரசியல் – மட்டும்தான் உலகத்திற்கே முதன்மையானது என்ற பார்வையைத் தவிர்த்து, மருத்துவம் 'மக்கள் அறிவியலாக' செயல்பட வேண்டும். வெப்ப மண்டல நாடுகளில் எளிய மனிதர்களிடம்

புழக்கத்திலுள்ள நடைமுறை அறிவை கவனத்தில் கொள்வதும், அதனை முறையாகவும், தெளிவாகவும் பயன்படுத்தப்பட வேண்டியுள்ளது. இதனைக் கவனத்தில் கொண்டு இன்றைய நவீன அறிவியல் முன்னேற்றத்தின் அடிப்படையில் அறுவைச் சிகிச்சைகள், ஸ்கேன், எக்ஸ்–ரே போன்ற தொழில்நுட்ப அறிவை பயன்படுத்தும் நோக்கில் ஆங்கில மருத்துவத்தை சார்ந்து செயல்பட வேண்டியுள்ளது. அதனடிப்படையில் சித்த மருத்துவமும் ஆங்கில மருத்துவமும் இணைந்து செயல்படுவதற்கான ஆதரவை அரசு அளிக்கும் போது, 'மக்களுக்கான மருத்துவம்' முழுமையடையும்.

நூலாசிரியர் தனது அனுபவத்தையும் சேர்த்து பதிவிட்டுள்ளதைப் போல் சித்த மருத்துவர்களும் அனுபவங்களை குறிப்பெடுத்து பதிவுசெய்திட வேண்டும் என கோரிக்கை வைக்கிறேன்.

இந்நூலின் பேசுபொருள் அறிந்து அழகியல் தன்மையுடன் வடிவமைத்த ஜீவமணி பாலனுக்கும் தரமான முறையில் அச்சிட்டுத் தந்த நவநீதகிருஷ்ணனுக்கும் இந்நூல் தயாரிப்பிற்கு உதவிய அனைத்துத் தோழமைகளுக்கும் நன்றி.

தோழமையுடன்,
உயிர் பதிப்பகம்,

சென்னை.
30.11.2021

தளுகை!
எனக்கு சமூகத்தையும் பண்டுவ அறிவையும் விதைத்த
எனது தந்தை கு. இராமக்கோனார்,
அம்மா கோவிந்தம்மாள்,
நினைவில் வாழும் மைத்துனர் பா. சரவணக்குமார்,
மனைவி தீபாவன்னிச்சி ஆகியோருக்கு...

உள்ளடக்கம்

- மதிப்புரை: சித்த மருத்துவர் மு. அருண் B.S.M.S., ... 29
- என்னுரை: இரா. முத்துநாகு 32
- சொல் விளக்கம் 36

1. குரு பற்பம்: சகல நோய்க்கும் மருந்து 41
2. பேரண்ட பற்பம்; பித்த பைத்தியம் தீர 41
3. பரங்கிப்பட்டை பதங்கம்: 41
4. கந்தக இரச யானம்: 42
5. கிராந்தி: 43
6. இலிங்கக் கட்டு: 43
7. பாண்டு 44
8. முகவாத சன்னி தீர எண்ணை 44
9. சன்னித் எண்ணை 45
10. அண்ட வாய்வு தீரத் எண்ணை 45
11. குன்மம் 4-க்கும் உப்பு சூரணம் 45
12. சீரக சூரணம் 46
13. சகல சுரத்திற்கும் மாத்திரை 46
14. கைகால் அழுகல், குட்டம் தீர குழி எண்ணை 46
15. குங்கிலிய சூரணம்: 47
16. சன்னிக்குத் எண்ணை 47
17. நல்ல பாம்பு நஞ்சு எடுக்கும் முறை: 47
18. சன்னி 13-க்கும் எண்ணை 48
19. தாளக சுடர் எண்ணை: 48
20. வைரக் குளிகை: 48
21. வங்காளப் பச்சை செய்முறை 49
22. சிலோத்தமணி குளிகை: 2 49

23.	பஞ்சபாண செந்தூரம்:	50
24.	ஆனந்தக் குளிகை:	50
25.	கோரோசனை மாத்திரை:	50
26.	பூமணிக் குளிகை	51
27.	சிலோத்தமணி குளிகை 1	51
28.	இரசகெந்தி மெழுகு:	52
29.	கெந்தி மெழுகு:	52
30.	தாளக பற்பம் I:	53
31.	தாளக பற்பம் II:	53
32.	அண்டத்தைலம் (எ) கோழி முட்டை எண்ணை:	53
33.	வெடி உப்பு பற்பம்:	54
34.	சூரணம்: பித்த வாய்வு தீர	55
35.	இஞ்சி எண்ணை: தலையிலுள்ள நோய்கள் நீங்க	55
36.	விடாத் தலைவலித் தீர	55
37.	சன்னி எண்ணை:	56
38.	சுரத்திற்கு கசாயம்	56
39.	உஷ்ண வாய்விற்கு	56
40.	சொத்தைப்பல், எகிறு கொப்பளம் வலி நீங்க	57
41.	எகிறு வீக்கம் தீர	57
42.	பித்தத்தால் கண்ட வயிற்று வலி தீர	57
43.	பேதி மாத்திரை: பக்கிரி முறை, வயிற்றுக் கிருமி சாக	57
44.	பேதி முறிவு:	57
45.	விரோசன பேதி முறை:	58
46.	பித்த சுரத்திற்கு கசாயம்	58
47.	பித்த வாந்தி தீர	58
48.	வாத சுரத்திற்கு கசாயம்	58
49.	பித்த சுரத்திற்குக் கசாயம்	59
50.	சளியால் ஏற்படும் சுரத்திற்கு கசாயம்	59
51.	உப்பு சூரணம்: குன்ம வாய்வு, சோகை, காமாலை தீர	59
52.	சீரக சூரணம்:	59
53.	தாளிச்சாப்பத்திரி சூரணம்:	60
54.	பஞ்சவண சூரணம்:	60
55.	வல்லாரை சூரணம்:	61
56.	சந்தன சூரணம்:	61

57.	சித்திர மூல சூரணம்:	61
58.	வச்சிரவல்லி சூரணம்:	62
59.	கூல்பாண்ட சூரணம்:	62
60.	அக்கினி சூரணம்: மந்தம், பொருமல், கிராணி தீர	62
61.	மேகசூரணம்: சிலேப்பனம் (இருமல்) 96-க்கும் மருந்து	63
62.	இரவு இருமல் தீர	63
63.	நிலவாகை சூரணம்:	63
64.	பித்தக் கிறுகிறுப்பு எண்ணை:	63
65.	இராச அமுர்தாதி சூரணம்:	64
66.	அமுக்ராவேர் சூரணம்:	64
67.	மதுருதி சூரணம்:	64
68.	சாரண சூரணம்:	65
69.	சண்டமாருத இளகியம்:	65
70.	முயல்கறி லேகியம்:	65
71.	இருமல் தீர	66
72.	கட்டுவாதி லேகியம்:	66
73.	இருமல் தீர லேகியம்	66
74.	சயம் தீர லேகியம்:	66
75.	கண்டங்கத்திரி சூரணம்:	67
76.	ஆடாதொடா சூரணம்:	67
77.	நொச்சி லேகியம்:	67
78.	வெட்டிவேர் எண்ணை:	68
79.	அணைக்காட்டாதூர் எண்ணை:	68
80.	குமரித் எண்ணை:	68
81.	பொன்னாங்கன்னித் எண்ணை:	69
82.	கீழ்வாய்நெல்லித் எண்ணை:	69
83.	பழச்சாறு எண்ணை:	69
84.	வாத எண்ணெய்:	70
85.	அனைத்து சன்னிக்குத் எண்ணை	70
86.	இளைப்புத் தீர எண்ணை	70
87.	குழந்தைகள் சன்னி இளைப்பு தீர	70
88.	சுர வீக்கம் தீர எண்ணை	71
89.	கலிங்காதித் எண்ணை:	71
90.	கால் எரிச்சல், மேக காங்கை (ஏரிச்சல், காந்தல்) தீர எண்ணை: ...	72

#		பக்கம்
91.	கொடிவேலிவேர் எண்ணை:	72
92.	வாய்வு அனைத்தும் தீர எண்ணை	72
93.	வெடிசூலை தீர எண்ணை	73
94.	சிரங்கு கரப்பான் தீர எண்ணை	73
95.	சிறுகுழந்தைகள் எலும்பு உருக்கி கணை நோய் தீர	73
96.	சிரங்கு, கரப்பான், வெடிப்புண் தீர களிம்பு	73
97.	தாது புஷ்டி பெற சூரணம்	74
98.	வீரிய விருத்தி, தேக வலிவு, தாது புஷ்டி பெற இளகியம்	74
99.	பீசம் கெட்டி பெற	74
100.	விந்து விழாமல் அதிக நேரம் புணர	75
101.	தண்டு முறுகி நிற்க	75
102.	வைர கோடாரி மாத்திரை:	75
103.	சுரகுளிகை	77
104.	பைரவி குளிகை:	77
105.	பூமணி குளிகை:	77
106.	கட்டுவாதி குளிகை:	77
107.	கிராணி கழிச்சலுக்கு கட்டுவாதி குளிகை	78
108.	இலவங்க கசாயம்:	78
109.	கபாட மாத்திரை:	78
110.	லிங்க செந்தூரம்:	78
111.	கட்டுவாதி மாத்திரை:	79
112.	மகாவேக கட்டுவாதி மத்திரை:	79
113.	மூலத்தால் ஏற்பட்ட கிருமி விழ	80
114.	வயிற்று வலி தீர	80
115.	கொய்னா மாத்திரை: அனைத்து காய்ச்சலும் தீர	80
116.	பிரண்டை சூரணம்:	80
117.	கந்தக மெழுகு:	81
118.	வெண்குட்டத்திற்கு மேல் பூச்சு மருந்து:	81
119.	கருங்குட்டத்திற்கு மேல் பூச்சு மருந்து:	81
120.	இலிங்க மெழுகு:	82
121.	குங்கிலிய சூரணம்:	82
122.	கஸ்தூரி மெழுகு:	82
123.	இரச மெழுகு:	82
124.	வெள்ளை வங்க பற்பம்:	83

125.	இலிங்க பற்பம்:	83
126.	சங்கம் குப்பித் எண்ணை:	84
127.	பவழப்பற்பம்:	84
128.	இரசபற்பம்:	84
129.	வெள்ளி பற்பம்:	85
130.	சீனிக்கார பற்பம்:	85
131.	பொட்டுலுப்பு (வெடி உப்பு) பற்பம்:	85
132.	வெள்ளைப் பாசன பற்பம்:	86
133.	வீர பற்பம்:	86
134.	ஓரண்ட வாய்வு தீர:	87
135.	பூர பற்பம்:	87
136.	வீர மெழுகு:	87
137.	கந்தக பற்பம்:	87
138.	காட்டாமணக்கு எண்ணை: கிராந்தி தீர	88
139.	ஆறாத இரணம் ஆற களிம்பு	88
140.	குங்கிலிய பற்பம்:	88
141.	சர்வ ரண எண்ணை:	88
142.	உடையாத கட்டி உடைய	89
143.	இரண எண்ணை:	89
144.	இரண எண்ணை:	89
145.	உடையாத சிலந்தி உடையக் களிம்பு	90
146.	ரண களிம்பு செய்முறைகள்:	90
147.	இரண எண்ணை:	90
148.	ஆறாத இரணம் ஆறிட	90
149.	பிளவைக் களிம்பு	91
150.	புண்ணிற்கு போடும் களிம்பு:	91
151.	நரம்பு சிலந்தித் தீர:	91
152.	சர்வ இரணத் எண்ணை:	92
153.	ஊரல் கிராந்தி தீர மருந்து	92
154.	இராசபிளவை, அரையாப்புக் கட்டி, பவுத்திரம் உடைய	92
155.	அரையாப்புக் கட்டிக்கு உள், வெளி மருந்து	92
156.	வாத குன்மம் தீர	93
157.	எட்டு வகை குன்மும் தீர	93
158.	தீராத பெரும்பாடு தீர	93

159.	தாது விருத்திக்கு	93
160.	மகோதரம் (வயிறு) நிகராமை (பொறுமல் திட்டு முட்டு அடித்தல்) தீர	93
161.	எலிக்கடி, சில்லரை நஞ்சுக்கடிக்கு	94
162.	இரத்தக் கழிச்சல் வயிற்றுக் கடுப்பு தீர	94
163.	ஓரண்ட வாய்வு தீர	94
164.	ஸ்தனமில்லாத (மார்பு) பெண்களுக்கு	94
165.	பித்த உமிழ் நீர் நிற்க	94
166.	வயிற்றில் இறந்த பிள்ளை விழுந்திட	94
167.	விப்புருதி கட்டு தீர	95
168.	எலிக்கடி தீர	95
169.	குன்மம் தீர	95
170.	பெண்களுக்கு பால் சுரக்க	95
171.	மாதவிடாய் சிக்கல்கள் தீர:	96
172.	பெண்கள் கர்ப்பப் புண் தீர	96
173.	இரத்த கிராணி தீர	97
174.	அஸ்தி சுரம், நலுக்கல், இருமல் தீர	97
175.	பூரான், எலி, வண்டு, சிய்யான், மரவெட்டை, பெருச்சாளிக் கடி தீர	97
176.	பாம்புக் கடிக்கு	97
177.	நீர் அடைப்பு, சதை அடைப்பு தீர	97
178.	மூத்திரம் இறங்க, மேக நோய் 20-ம் தீர	97
179.	காதில் சீல் வடிவது தீர	98
180.	காது இரைச்சல் தீர	98
181.	காதில் சதை வளர்ச்சி தீர	99
182.	காது பொங்குதல் சீல் வடல் தீர	99
183.	வயிற்றுக் கடுப்புத் தீர	99
184.	கைகால் பித்வெடிப்புத் தீர	99
185.	மூத்திரத்தில் இரத்தம் கலந்து வருவது தீர, கடுப்பு நீங்க	99
186.	பிள்ளை பெற்றவர் உதிரம் கட்டி தீர	99
187.	சிறுவர்கள் பல்லில் இரத்தம் வடிவது தீர	100
188.	விதை வாய்வு தீர	100
189.	குளிர் தீர	100
190.	விடாதக் குளிர்காய்ச்சல் தீர	100

191. வாந்தி, இருமல் தீர 100
192. இரத்த மூலம், உள்மூலம் தீர 101
193. சிறிகிராந்தி கரப்பான் தீர 101
194. அருகம் வேர் எண்ணெய்; 101
195. சுரம், வீக்கம் தீர 101
196. செங்கத்தாரி எண்ணை: 102
197. இராமபாண குளிகை: 102
198. தொப்புள், அடிவயிறு குன்னிபிடித்த ஓரண்ட வாய்வு தீர 102
199. முடக்கு சூலை தீர 103
200. ஊணில் தாக்கிய வயிற்றுக் கடுப்பு, இரத்தக்கடுப்பு தீர, கக்குவான் இருமல், மூலக்கடுப்பு தீர 103
201. கவண்கட்டு (ஊமை காய இரத்தக்கட்டு) தீர: 103
202. தண்ணீர் தாகம் தீர 104
203. சிறு குழந்தைகள் இளப்பு தீர 104
204. விக்கல் தீர 104
205. மலம் கட்டிய சுவாண அடைப்பு தீர 104
206. திசை முக பற்பம் 104
207. சித்தா இடிவல்லாதி இளகியம்: 105
208. கால்வெடிப்புத் தீர 105
209. பெரும்பாடு தீர 105
210. பொன்னாங்கன்னி எண்ணை: 106
211. கபாலத் எண்ணை: 106
212. கபால இடி தீர எண்ணை 106
213. தண்ணீ தாகம், நீர் வறச்சி தீர 107
214. கபால வாய்வு, கபால வலி, மண்டைக்குத்து, ஒரு தலைவலி தீர 107
215. ஒரு தலைவலி தீர ஆவி பிடித்தல் 107
216. காய்ச்சலால் வரும் காந்தல் தீர 107
217. மண்டைக்கரப்பான் தீர எண்ணை 107
218. சிறு குழந்தைகள் வாந்தி நிற்க 108
219. குழந்தைகள் மந்தம் 8-க்கும் 108
220. பொதுவான ஏப்பம், வாய்வு தீர 108
221. வாய்விற்கு உப்பு கட்டு 108
222. உப்பு பற்பம்: 108

223. கோழையுடன் சளி, நெஞ்சுச் சளி, இரவு இருமல், கோழைக்கட்டு, தொண்டை கரகரப்பு, சளிகட்டு தீர:	109
224. செரிமானமாகாத புளித்த ஏப்பம் தீர	109
225. செமியாத காய்ச்சல் தீர	109
226. சன்னி இழுவைக்கு வேது வைக்கும் பொட்டலம்	109
227. வாத, பித்த, சிலேத்துமம் சேர்ந்த குளிர் காய்ச்சலால் வரும் இளைப்பு, அதனால் ஏற்படும் சன்னி 18-ம் தீர	109
228. சன்னி 18-ம் தீர கசாயம்	110
229. சகல இரணத்திற்கு களிம்பு	110
230. தொக்கம் (சீராணமாகாத வயிற்றுப் பொறுமல்) தீர	110
231. குழந்தைகள் கக்குவான் இருமல் தீர	110
232. கண்டமாலை, இராசபிளவை, அரையாப்புக் கட்டி, சிலந்தி புண் ஆறிட	111
233. மாடு தகை, இளைப்பு, இரை எடுக்காது, தண்ணீர் குடிக்காது, கெல் கெல் என்ற இருமல் தீர	111
234. வீரபத்திர கலிக்கம்:	111
235. நசியம்:	111
236. காந்தல், காய்ச்சல், மந்திப்புத் தீர	112
237. காதில் சீல் வடிவது தீர	112
238. கபால இடி, இடிசூலை, மண்டைக்குத்து	112
239. கபாட இளகியம்:	112
240. படுத்துக்கொண்டு தலையை உருட்டும் பிள்ளைகளுக்கு, தலை நிற்காத பிள்ளைகளுக்கு	113
241. விச கடிகளுக்கு மருந்து	113
242. இரவு புலம்பல் தீர	113
243. வெள்ளப்பூடு இளகியம்:	113
244. சிறு குழந்தைகள் இளப்பு தீர	114
245. நரம்புச் சிலந்தி தீர	114
246. பித்த உமிழ் நீர் தீர	114
247. குன்மம் தீர எண்ணை	114
248. இரத்தக் கிராணித் தீர	114
249. காது அடைப்புக்கு எண்ணை	114
250. முத்து சிப்பி (பலகறை) பற்பம்	115
251. சந்தனாதி எண்ணை:	116

252. பேதி குளிகை	116
253. பேதியுடன் கிருமி விழ:	117
254. வெள்ளைக்கு குளிகை	117
255. இரச செந்தூரம் செய்முறை:	117
256. புது வெள்ளைக்கு	118
257. கலிக்கம்; சன்னிக்கு	118
258. சன்னி தோசத்திற்கு நசியம்	118
259. பச்சோந்தி சுடர் எண்ணை: சன்னி 13, இளுவை தீர	118
260. நரசிம்ம எண்ணெய்:	120
261. அமுக்றாவேர் எண்ணை:	120
262. இரண எண்ணை	121
263. கைகால் பிடிப்பிற்குத் எண்ணை	121
264. வாத சுரம் தீர	121
265. இருமல் தீர	121
266. பலவகை இருமல் தீர	121
267. இரத்த காசம் தீர	121
268. சாதிக்காய் எண்ணை: குழந்தைகளுக்கு	122
269. சித்திரமூல எண்ணை:	122
270. வாத வாய்வு, பச்சவாதம் தீர	122
271. சிறு குழந்தைகள் வாந்தி தீர	122
272. மேல் அரிப்பு தீர	122
273. சிறு குழந்தைகள் பொருமல் வாய்வுத் தீர	123
274. அண்ட எண்ணை:	123
275. தலைவலிக்குத் எண்ணை	123
276. கழுத்து இசிவு வலிக்கு எண்ணை	123
277. பித்த கிறுகிறுப்பு தீர; எண்ணை	123
278. வில்வாதி எண்ணை:	124
279. கண் வெள்ளை நீங்கத் எண்ணை	124
280. தொங்கல் சுரம் தீர	124
281. கரிசாலை இளகியம்:	124
282. திப்பிலி இளகியம்:	125
283. மகா சங்க எண்ணை:	125
284. கட்டுவாதி இளகியம்:	125
285. இஞ்சி இளகியம்:	126

286. காக்காய் வலிப்பு மாத்திரை 126
287. மூலம் தீர 127
288. சுவாண அரிப்பு தீர 127
289. இரத்த கிராணி மூலத்திற்கு 127
290. வாத எண்ணை 127
291. தாளிச்சாப்பத்திரி சூரணம்: 127
292. தாளக பற்பம்: 128
293. நித்திரையற்ற வாய்விற்கு 128
294. இலிங்கபற்பம்: 128
295. கண் புகைச்சல் தீர 128
296. இலிங்கக்கட்டு, இலிங்க செந்தூரம்: 129
297. கொம்பரக்குத் எண்ணை: 129
298. விப்புருதி உடைய 129
299. இருமல் தீர: 130
300. பேதி மருந்து: 130
301. பேதிக் கட்டும் முறை: 130
302. பிரசவமான பெண்கள் உதிரக்கட்டி ஏற்பட்டு வலி நீங்க: 131
303. இருமல் இளகியம் 131
304. இலிங்க செந்தூரம் 131
305. வாத சுரத்தால் நடக்க முடியாதவர்களுக்கு 131
306. மூலம் மூலை இற்று விழ 131
307. இரத்த மூலத்திற்கு 131
308. மூலத்திற்கு சூரணம் 132
309. இரணம் ஆற எண்ணை 132
310. முகத்தில் கரும்புள்ளி மாறிட 132
311. காமாலை தீர 132
312. எச்சில் தழும்பு மாற 132
313. இரவு இருமல் தீர 132
314. கோழை இருமல் கபம் கட்டி தீர 132
315. புகைச்சலான இருமலுக்கு 133
316. நெஞ்சில் கபம் கட்டிய இருமல் திர 133
317. இருமல் வாயில் அடக்கிட மாத்திரை 133
318. ஈளை, இளப்பு, புகைச்சல் தீர 133
319. இளப்பு இருமல் தீர 133

320. வீக்க சுரம் தீர	134
321. மிளகாய் வற்றல் எண்ணை:	134
322. பித்த சுரம், வாத சுரம், சிலேப்பன சுரம், வாத சூலை, கை கால் குடைச்சல், முழங்கால், குதிங்கால் வலி தீர எண்ணை:	134
323. இரணம் ஆற களிம்பு	134
324. தலை புழு வெட்டு எண்ணை I	134
325. கண் புழு வெட்டு எண்ணை II	135
326. பழைய பெரும்பாடு தீர	135
327. தீராத பெரும்பாட்டிற்கு	135
328. பெரும்பாட்டிற்கு	135
329. வெட்டைத் தீர	135
330. வெள்ளைத் தீட்டு தீர	135
331. தோவாளை, பெரும்பாடு தீர	136
332. சொறி கிராந்தி கரப்பான் தீர	136
333. காமாலை சோகை, பாண்டுத் தீர	136
334. காது செகுடு தீர	136
335. சிறு குழந்தைகள் பொறுமல், கழிச்சல் மருந்து	136
336. சிறு குழந்தைகள் பொறுமல், கழிச்சல் மருந்து	136
337. தாளகக் கட்டு:	136
338. இலிங்கக் கட்டு	137
339. வயிற்றில் உள்ள கிருமி விழ	137
340. வயிற்றில் உள்ள கிருமி விழ	137
341. வயிற்றில் உள்ள பெரும் கிருமி விழ	137
342. பேதி மாத்திரை	137
343. பேதி நிற்க:	138
344. அரையாப்புக் கட்டி தீர	138
345. சொறி சிரங்கு தீர	138
346. கருவங்கம் பற்பம்:	138
347. காசம், ஈள இளப்பு தீர	138
348. வாய்விற்கு கசாயம்	139
349. சகல இரணத்திற்கும் களிம்பு	139
350. மேக நீர் தீர எண்ணை	139
351. வாத சூலை குதிங்கால், கணங்கால் மொழி வலி தீர	139
352. குதி வாதம் தீர	139

353. வீக்கம், உள் பிடி, இரத்தக்கட்டு தீர 140
354. பஞ்சாக்கினி சூரணம்: 140
355. வாய்விற்கு கசாயம் 140
356. வெள்ளை, வெட்டை, உடல் சூடு, ரத்தமூலம் தீர 140
357. கோரவாய்வு தீர 140
358. தீ சுட்டப் புண்ணிற்கு 141
359. தலைமயிர் உதிர்வதை தடுக்க 141
360. சொக்கு, மயக்கம், காதடைப்புத் தீர 141
361. தகை இருமல் தீர 141
362. பிடறி வலி, சன்னி, மண்டைக்கணம், கபால இடி,
    ஒரு தலை வலி தீர 141
363. குளிர் தீர 141
364. வில்வாதி எண்ணை: 142
365. சோகை, காமாலை, நீர் சுரப்பு, (வீக்கம்) சுரவீக்கம் தீர 142
366. காமாலைத் தீர 142
367. இரசபற்பம்: ஆறாத சிரங்கு, புண்ணிற்கு மருந்து 142
368. மூலத்திற்கு இளகியம் 143
369. காலாரா, படர் பத்து, நீர் சம்மந்தமான நோய் தீர 143
370. வைசூரி தீர (பெரிய அம்மை) 143
371. மூலம் 9-க்கும் மருந்து 143
372. கிராணிக் கழிச்சலுக்கு 143
373. பிரசவம் ஆன பெண்ணுக்கு உதிரம் கட்டியது தீர 143
374. இருமல் தீர 144
375. இருமல் தீர 144
376. ஈளை இருமல், காச பித்தம் தீர 144
377. பித்தமயக்கம் தீர 144
378. வால் மிளகு சூரணம்: 144
379. பாம்புக் கடி விசத்திற்கு 144
380. படைகள் தீர 145
381. கருந்தேமல் தீர 145
382. சிரசில் நீர் ஏறிய மண்டைக்கணம் தீர 145
383. மண்டைக் கணம் ஒத்தனம் 145
384. மண்டைக்காரப்பான் தீர 145
385. சர்வ வாத எண்ணை: 145

386.	மண்டைக்கணம், கிறுகிறுப்பு, தலைப்பாரம் தீர	146
387.	வயிறு நழுக்கல் தீர	146
388.	சளி இருமல், மண்டைப் பாரம் தீர	146
389.	சகல இரணத்திற்கும்	146
390.	வாந்தி விக்கல் தீர	147
391.	மேக ஊரல், பத்து, வெடிப்புண் தீர	147
392.	பேதி மருந்து	147
393.	குளிர் சுரம் தீர	147
394.	காந்தலுடனான காய்ச்சல் தீர	148
395.	தொந்திப்பு, தோசம், சுரம் தீர	148
396.	காய்ச்சல் தீர	148
397.	வாந்தி நிற்க	148
398.	கைமசக்குத் தீர	148
399.	மூலம் மூளை கரைய	148
400.	உள் மூலம் தீர	149
401.	ஈளை, இருமல் தீர	149
402.	சகல வாய்வும் தீர உப்பு பற்பம்	149
403.	சிறு குழந்தைகள் மாந்தக்கழிச்சல் தீர	149
404.	பஞ்ச உப்பு பற்பம்:	150
405.	விரை வாதம் தீர	150
406.	அண்டவாய்வு	150
407.	காயசித்திக்கு, பித்த வாய்வு, உடல் சூடு தீர, கண்கள் பளிச்சிட	150
408.	கட்டிகள் கரைய	150
409.	அஸ்தி சுரம், இருமல் தீர	151
410.	சுரமாத்திரை	151
411.	பல் பொடி	151
412.	பேதி மருந்து	151
413.	வயிற்றில் உள்ள கிருமி விழ	151
414.	சுகபேதி எண்ணெய், சிரங்கு, கரப்பான் தீர	151
415.	கிருமி விழ	152
416.	கிராணி கழிச்சல் நிற்க	152
417.	கண்வலி தீர	152
418.	அந்தி சந்தி கண் நோய் தீர	152
419.	திப்பிலி சூரணம் – பெரு வீக்கம் தீர	152

420. பஞ்சத்தீயாக்கினி இளகியம்:	152
421. மண்டை பீனிசம் மண்டை இடி, மண்டைக்கனம் தீர எண்ணை	153
422. விஷசன்னி, குளிர் சன்னி, சுர வீக்கம் தீர	153
423. பெரும்பாடு தீர	153
424. பூ நாக பற்பம்:	153
425. தாது புஷ்டிக்கு	154
426. வீரிய விருத்திக்கு	154
427. சிரங்கு தீர	154
428. தேறாத பிள்ளைகளுக்கு	154
429. காதில் சீல் வடிதல் நிற்க	155
430. காய்ச்சலுக்கு பின் வரும் இருமல், கைகால், அசாத்தியம், பசியின்மை, பெரும்பீ தீர	155
431. அக்கினி மாந்தம் தீர இளகியம்	155
432. ஊரல் வெடிபுண் தீர	155
433. குன்மம் வாந்தி ஏப்பம் தீர	155
434. பித்த வெடிப்பு தீர	156
435. கர்ப்பம் உண்டாக எண்ணை	156
436. சூலைக்கு	156
437. இரண பிளாஸ்திரி	156
438. விசத்திற்கு மெழுகு	157
439. பைத்தியம் தீரத் எண்ணை	157
440. சகல இரணத்திற்கு களிம்பு	157
441. அனைத்து நஞ்சுக்கடி விடத்திற்குத் எண்ணை	157
442. சீறுநீரில் இரத்தம் கண்டால்	157
443. முழங்கால் வாதம் தீர	157
444. வயிறு இரைச்சல், வயிற்றுப்போக்கு தீர	158
445. மூல முளை இத்து விழ	158
446. குழிப்புண் ஆற களிப்பு	158
447. இரணத்தில் நீர் வடிந்து ஆறாத புண் ஆற	158
448. கட்டி உடைய	158
449. பெரிய, சிறியவர்கள் மூலகிராணி, நழுக்கல், அடிவயிறு வலி, மலத்தில் ரத்தம் போகுதுதல், வயிற்றுக் கடுப்பு தீர	159
450. கீழாநெல்லி சிரசு நோய் எண்ணை:	159
451. இலவங்காதி எண்ணெய்:	159

452. ஊரல் பத்துக்கு மேல் பூச்சு மருந்து 159
453. வாய்விற்கு கசாயம் 160
454. வாதச் சுரத்திற்குக் கசாயம் 160
455. பித்த சுரத்திற்கு கசாயம் 160
456. சீலேப்பன சுரம் தீர 160
457. தகை இருமல் தீர 160
458. கிராணிக் கழிச்சலுக்கு 160
459. பேய்ச் சொரிக்கு 161
460. நமச்சல், சொறித் தீர பேதி மருந்து 161
461. சொரி, கிராந்தி, கரப்பான் தீர 161
462. நெஞ்சு எரிச்சல் தீர 161
463. பாம்பு விசம் தீர 161
464. மாதவிடாய் ஆக 161
465. சூதகக்கட்டு: 161
466. உடையாத கட்டிக்கு 162
467. சன்னிக்கு எண்ணை: 162
468. அரையாப்புக் கட்டித் தீர (தொடை இடுக்கில் வரும் பொக்கலம்) .. 162
469. கண்ணில் நீர் வடிதல் தீர 162
470. வாய்வு குத்துக்கு கசாயம் 163
471. மதிபேதகம் தீர 163
472. பிள்ளை பெறுவது சிரமம் ஏற்பட்டால் 163
473. சுகப்பிரசவம் ஆக 163
474. தாகவறட்சி தீர 164
475. சோகை காமாலை, நீர் சுரப்பு (வீக்கம்) தீர இளகியம் 164
476. சூலை 18-க்கும் கசாயம் 164
477. மகோதரம் பீலிகை 164
478. ஒரு தலை வலிக்கு எண்ணை & நசியம் 165
479. பினிசம் 7-க்கும் மருந்து 165
480. வாய்விற்குக் கசாயம் 165
481. முழங்கால் வாதம் தீர 165
482. எலிக்கடி 18-க்கும் 166
483. வெறிநாய்க் கடிக்கு 166
484. பூனைக்கடிக்கு 166
485. வண்டுக் கடிக்கு 166

486. பூரான் கடிக்கு	....	166
487. சிய்யான், பெருச்சாளி கடிக்கு	....	166
488. தேள் கடிக்கு	....	166
489. இரத்த சீத பேதித் தீர சூரணம்	....	167
490. கட்டுவாதி மாத்திரை: சுரம், கிராணித் தீர	....	167
491. வயிற்றுக் கடுப்புத் தீர	....	167
492. கபால இடி, தலை வலி, சன்னி தீர சுருட்டு	....	167
493. மாடு செருமல் தீர	....	167
494. மாட்டுக்குச் சப்பை நோ தீர	....	168
495. மாடு தகைச் செருமல் தீர	....	168
496. முரசு (ஈறு) வரளா பல்பொடி	....	168
497. வலி, வீக்கம், குத்தல், குடைச்சல் தீர	....	168
498. வாதம் தீர	....	168
499. பிடறி வலி தீர	....	169
500. கடும் பத்தியம் இருக்கும் முறை:	....	169
501. பத்தியம் முறிக்கும் முறை:	....	169
502. பத்தியம் முடித்தப்பின் உணவு முறை:	....	170
503. அரைபத்தியம் முறை:	....	170

- ☐ சுத்தி முறை 171
- ☐ நாடி 176
- ☐ புகைப்படங்கள் 179

மதிப்புரை

சித்த மருத்துவர் மு. அருண் B.S.M.S.,

தமிழர் தம் உணவிலும் உணர்விலும் இன்று வரை சித்த மருத்துவம் கலந்து நிற்பதற்கு பெரும் பங்கு வகிப்பது, பரம்பரை சித்த மருத்துவர்களுக்கு உண்டு என்று உறுதிபடக் கூறலாம். சித்த மருத்துவத்திற்கென்று கல்லூரி அமைத்து பட்டதாரி சித்த மருத்துவர்கள் வரத்தொடங்கி அறுபதாண்டு காலம் கடந்து விட்டாலும், பரம்பரை சித்த மருத்துவர்களின் பங்களிப்பு இன்று வரை தொடர்கிறது. இன்னும் உண்மையை உடைத்துக் கூறினால் இன்றளவும் பெருவாரியான மக்களின் நம்பகத்தன்மையைப் பெற்று இருப்பதில் பரம்பரை மருத்துவர்களுக்கே முதலிடம். இதற்கான காஇரணம் என்னவெனில் சித்த மருத்துவத்தின் மீது அவர்கள் கொண்டுள்ள ஆழமான நம்பிக்கையும், தொடர்ச்சியான வாசிப்பும் ஆகும். சித்த மருத்துவ கல்லூரியில் படித்து வரும் பட்டதாரிகளில் பெரும்பாலானோருக்கு பாடத்திட்டத்தில் உள்ள குழப்பங்களும், கல்வி கற்றுக்கொடுப்பதில் உள்ள சுணக்கமும் சித்த மருத்துவத்தின் மீது உள்ள பற்று குறையக் காரணமாகின்றன. கல்லூரியில் படித்து முடித்த பின் அவர்களது சித்த மருத்துவ நூற்கள் வாசிப்பும், தேடலும் அறவே குறைந்து விடுவதும் கூடுதல் காரணமாகிறது. பரம்பரை மருத்துவர்கள் அவர்கள் மருத்துவப் பயிற்சிக்கான மருந்துகளை அவர்களே செய்வதால் மருந்து தயாரிப்பில் ஏற்படும் ஐயங்களை களைவதற்கும் புதிதாக மருந்துகள் தயாரிக்கவும் தொடர்ச்சியான வாசிப்பில் ஈடுபட்டுள்ளனர். கல்லூரியில் படித்து முடித்து பயிற்சிக்கு வரும் பட்டதாரி சித்த மருத்துவர்கள் பலரும் மருந்துகளை மருந்துச்சீட்டில் எழுதியே பழகிவிட்டனர். தங்களுக்கு வேண்டிய மருந்துகளை தயாரிக்கும் முறையை கல்லூரியில் கற்றிருப்பினும் மருந்து செய்து நோயருக்கு வழங்கும் பழக்கம் படிப்படியாகக் குறைந்து வருகிறது. பரம்பரை மருத்துவர்கள் பெரும்பாலும் மருந்தைத் தாமே தயாரித்து வழங்கி வருகின்றனர்.

இன்றைய நவீன மருத்துவ உலகம் தனிநபர் சார் மருத்துவம் (Personalised Medicine) நோக்கி நகர்ந்து கொண்டிருக்கிறது. சித்த மருத்துவம் இதனை பல்லாயிரக்கணக்கான ஆண்டுகளாக பயன்பாட்டில் கொண்டுள்ளது. ஆம். சித்த மருத்துவத்தில் ஒவ்வொரு நபருக்கும் அவரது பாதிப்பைப் பொறுத்து மருந்துகள் மாறுபடும். காய்ச்சலாக இருந்தாலும், கழிச்சலாக இருந்தாலும் அனைவருக்கும் ஒரே வகையான மருந்துகள் வழங்கப்படுவதில்லை. அவரவர் உடல்நிலைக்கு ஏற்ப மருந்துகள் வழங்கப்படும். ஆகையால்தான் சித்த மருத்துவத்தில் ஒரே நோய்க்கு பல மருந்துகள் பயன்பாட்டில் உள்ளன. எனவே மருந்துகள் தயாரிப்பு முறைகளும் ஏராளம், அந்தந்த நிலத்திற்கு ஏற்ப கிடைக்கும் மூலிகைகள், மருந்துப் பொருட்களுக்கு ஏற்ப, வரும் நோய்களின் உடல் திடத்தை பொறுத்து மருந்து தயாரிக்கும் முறைகள் மாறுபடும். நோயாளிகளுக்கு ஏற்ப மருந்துகளும் மாறுபாடுவதால் ஒவ்வொருவருடமிருந்தும் தனி அனுபவம் மருத்துவர்களுக்கு கிட்டும். அதனை மருத்துவர் குறிப்புகளாக பதிவு செய்யத் தொடங்கினால் பிற்காலத்தில் அஃது நூலாக மாறும் அளவிற்கு வளர்ந்து நிற்கும். அவ்வாறு தாம் கற்ற, பெற்ற, அனுபவங்களைக் குறிப்புகளாக எழுதி வைத்த சித்த மருத்துவர் 'குப்பமுனி' அவர்களின் மருத்துவ முறைகளை அவர்தம் வழிவந்த முத்துநாகு தமிழ்ச் சமூகத்திற்கு பயன்படும் வகையில் நூலாக்கி இருப்பது அரும்பணி ஆகும்.

இந்நூலில் கருத்தரிப்பு முதல் (அதிலும் ஆண் குழந்தை வேண்டுமா பெண் குழந்தை வேண்டுமா என்று முடிவு செய்யும் அளவிற்கு) முதியோர் நலம் வரை அனைத்துக்கும் மருந்துகள் தயாரிப்பு முறையோடு தெளிவாக விளக்கப்பட்டுள்ளது சிறப்பாகும். மனிதருக்கு மட்டுமல்ல மனிதருடன் ஒன்றாக வாழும் மாடுகளுக்கு வரும் நோய்களுக்கும் பண்டுவம் இந்நூலில் உள்ளது தனிச்சிறப்பு. சித்த மருத்துவத்தின் சிறப்பு மருந்துகளான தாது மருந்துகள் தயாரிப்பு முறைகள் எளிமையாக அனைவருக்கும் புரியும் வகையில் அதேவேளையில் தனித்துவமாக உள்ளன என்பதைக் குறிப்பிட விரும்புகிறேன். பெரு மருந்துகளுக்கான துணை மருந்துகளும் அனுபானமும் விரிவாக வழங்க நூலின் தொகுப்பு ஆசிரியர் எடுத்த முயற்சி நூலில் வெளிப்படுகிறது.

மருத்துவம் படித்தவர்களுக்கு மட்டுமின்றி மருத்துவ ஆர்வலர்கள் விரும்பும் மூலிகைகளின் பயன்பாடுகள், சிற்சில நோய்களுக்கு தாமே செய்துகொள்ளக்கூடிய மருத்துவ வழக்குகள் போன்ற பகுதிகளும் நூலில் இடம்பெற்றுள்ளது சிறப்பு. நாய்க்கடி முதல் தேள்கடி, பாம்புக்கடி வரை அனைத்து விடக்கடிகளுக்கும் மருத்துவக் குறிப்புகள் இடம் பெற்றுள்ளன.

கண், காது, முடி உதிரல் என அனைத்து விதமான நோய்களுக்கும் தெளிவாக மருந்து செய்முறையுடன் விளக்கப்பட்டுள்ளது. இந்நூலை ஒருவர் படித்து உள்வாங்கி, அதனை பின்பற்றி மருந்து தயாரித்து வழங்கவே ஒரு ஆயுள் போதாது என்னும் அளவிற்கு தகவல்கள் நிரம்பி வழிகின்றன. சித்த மருத்துவர் இல்லத்தில் மட்டுமல்ல தமிழர் ஒவ்வொருவர் இல்லங்களிலும் இருக்க வேண்டிய நூல் என்றால் அது மிகை இல்லை. நோய்களைப் பற்றிய பார்வை குறித்து முத்துநாகு அடுத்த நூலினைப் படைக்க வேண்டும் என்று வேண்டுகோளையும் இங்ஙணம் வைக்கிறேன்.

வாழ்க தமிழ் மருத்துவம்.

இவண்

சித்த மருத்துவர் மு. அருண் B.S.M.S,.

என்னுரை

வணக்கம், எனது தாத்தா பண்டுவர் குப்புசாமியின் தந்தை நாகப்பகோனான் வைகை ஆற்றுப்படுகையில் ஆடு, மாடு மேய்க்கும் போது கதிர்வேல் என்ற சாமியார் அவ்வழியாக வந்துள்ளார். அவரது களைப்பாக இருந்ததை புரிந்து ஆட்டுப்பாலை சுடுபாறையில் கறந்து அதை எருக்கம் குச்சியால் கிண்டி, எருக்கம் இலையில் வைத்து கொடுத்து வணங்கினானாம் நாகப்பன். பால் கட்டியின் சுவையுடன் இவனது செயலை வியந்து பாராட்டியுள்ளார் சாமியார்.

ஆற்றின் கரையோரத்தில் செங்கத்தாரி, உள்ளீ (எ) காட்டு வெங்காயம், செம்முள்ளி, கல்லிச்சி, கல்லத்தி, சங்கம்குப்பி, எலிவிசச்செடி, செப்படி போன்ற ஆயிரக்கணக்கான மூலிகைகள் இருப்பது கண்டு வியந்த சாமியாருக்கு சில மூலிகைகளை அடையாளப்படுத்தியுள்ளான் நாகப்பன். இவனைப் பாராட்டிய சாமியார், உயிர் காக்கும் பலமருந்து செய்முறையுடன் மாடுகளை தாக்கும் சப்பை நோய்கான மருந்தை சொல்லி மேற்கு நோக்கி கிளம்பியுள்ளார். “சாமி இங்க தங்கி எங்க சனங்களுக்கு பண்டுவம் பார்க்கனும். எங்க கோரிக்கையை தட்டக்கூடாது” என்று சொல்லி பெருமாள் கோயிலில் விழுவது போல் காலில் நெடுஞ்சானாக விழுந்து வணங்கினானாம். நாகப்பனின் கோரிக்கையை ஏற்ற சாமியாருக்கு ஆற்று ஓரத்தில் குடிசை அமைத்து தனது மகன் இரங்கப்பனை பணிவிடை செய்திட அனுப்பியுள்ளான்.

இரங்கப்பனின் கேள்வி ஞானத்தை கண்ட சாமியார், அகத்தியரின் பெயரான ‘கும்பன்’ பெயரைச் சூட்டி அழைத்திட அதுவே அவருக்கு நிலைத்து. காலப்போக்கில் குப்பனாக மருவி, தனது பண்டுவத்திறனால் குப்பமுனி என பெயர் புலங்கியது. சாமியாரிடம் மருத்துவம் கற்றுத் தேர்ந்த குப்புசாமி சிறு வயதிலே பெரும்பண்டுவராக அறியப்பட்டுள்ளார். சாமியாரின் பணிவிடை முடியும் நேரத்தில் அருகில் உள்ள ஜம்புலிபுத்தூர் கதலி நரசிங்கப்பெருமாள் கோயில் பூசாரியான கதலிஜயர் என்பவர் அஹ்ரகாரத்தில் நடத்திய திண்ணைக் பள்ளிக்கூடத்தில் கல்வி பயின்றார். பெற்ற கல்வியால் மருத்துவத்தை கதிர்வேல்சாமிகள் சொல்லச்சொல்ல ஓலையில் எழுதினார் குப்புசாமி. கதிர்வேல்சாமிகளும் சால வித்தை,

மாந்தீரீக ஏடுகளை கைப்பட எழுதி குப்புசாமிக்கு வழங்கிவிட்டு "பண்டுவத்தை நான் நல்ல சீடனுக்கு கடத்தி விட்டேன் எனது பயணம் முடிவடைந்தது" என்று சொல்லி வைகை ஆற்றில் எதிர்திசையில் நடந்து போனாராம். அவர் நடக்க நடக்க ஆற்று நீர் விலகி வழிவிட்டதாகவும், அவர் வளர்த்து வந்த நல்லபாம்புகள் அவருடன் ஆற்றில் நீந்தி போனதாம். இந்தக்கதை எங்கள் பகுதியில் பலதலைமுறையாக சொல்லப்பட்டு வருகிறது. கதிர்வேல்சாமிகளுக்கு அடுத்து நமச்சிவாயம்செட்டி என்ற பெருமகன் எங்கள் பகுதிக்கு வந்து பல மருத்துவ முறைகளை சொல்லிக்கொடுத்து விட்டு சென்றாராம்.

குப்புசாமியின் மருத்துவ திறனை அறிந்த கண்டமனூர் ஜமீன், அரண்மனை மருத்துவராக அங்கிகரித்தது. இந்த ஜமீனில் கடைசி வாரிசான ஜமீன் இராமகிருஷ்ண பாண்டியருக்கு குட்டம் வந்திட அவருக்கு வைத்தியம் பார்த்து சரி செய்ததை பெருமையாக எங்கள் பகுதி கிராமங்களில் சொல்லுவதை இன்றும் கேட்கலாம். வைத்தியத்தால் கிடைத்த புகழ், பெற்ற கல்வியால் குப்புசாமியை பிரிட்டீஷ் அரசாங்கம் சிவில் வழக்குகளை விசாரிக்கும் ஜூரியாக பெரியகுளம் பிர்காவிற்கு நியமித்தது. அதற்கான சான்றுகள் எங்கள் வீட்டில் உள்ளன.

கதிவேல்சாமியார், நமச்சிவாயம்செடியார், எனது தாத்தா, எனது தந்தை ஆகியோர் எழுதிய சுவடிகள் கையெழுத்துப் பிரதிகளை ஒப்பிட்டு நூலாக்கம் செய்திட நினைத்த போது "சித்த மருத்துவத்திற்கு பல ஆயிரம் நூல்கள் இருக்க இதில் என்ன புதிதாக உள்ளது" என்ற கேள்வி எல்லோரும் போலவே எனக்கும் எழுந்தது. சித்த மருத்துவக்கல்லூரி, தனிநபர்களின் அனுபவ வைத்திய நூல்கள் பலவற்றை ஒப்பீடு செய்து படித்த பின்னரே எங்கள் குடும்பத்தினர் மருத்துவம் பார்த்து பாதுகாத்து வைத்துள்ள பனுவலில் இப்பகுதியில் மட்டும் கிடைக்கும் மூலிகைகளைக்கொண்டு தாதுகளை சுத்தி செய்து அதனுடன் மருந்து செய்திடும் முறையை கண்டறிந்துள்ளனர் என்பதை புரிந்து கொள்ள முடிந்தது.

இந்திய ஒன்றியத்தில் உள்ள மொழிகலெல்லாம் ஆயுள் வேதம் என்ற மருத்துவம் இருக்க தமிழுக்கு மட்டுமே சித்த மருத்துவம் என்ற தனியான அறிவு உள்ளது. இதனால் தமிழர் அரசுகள் பல்லாயிரம் காலம் நிலைத்திருந்தது. கடல் கடந்து எல்லைகளை விரிவாக்கினார்கள். நமது மருத்துவ அறிவு பிரிட்டீஷ் அரசு வந்த பின்னர் மங்கிடத்துவங்கியது. பிரிட்டீஷாருடன் கூட்டுச் சேர்ந்த அரசியல், சமூக இயக்கங்கள் இருநூறு ஆண்டுகாலம் தமிழர் மருத்துவத்தை ஒதுக்கி வைத்தாலும், மக்கள் மருத்துவமாக தொடர்ந்ததால் மூலத்தை அழிக்க முடியவில்லை.

தமிழ் இலக்கியத்தில் கஞ்சங்குல்லைப்பூ என்று அறிப்படும் கஞ்சா, அரபு தேசத்தில் விளைந்திடும் போஸ்தக்காய் அதன் பிசினான அபின், பானங்களான, செந்நெல்லிலிருந்து எடுத்த தொப்பிக்கள், வடித்தெடுக்கப்படும்

சாராயம் போன்றவை உயிர் காக்கும் மருந்தாகப் பயன்பட்டவை. இவைகளை இன்று வரை தடை செய்துள்ளது தமிழர் மருத்துவத்தின் மீது தைத்த அம்பு.

கடலில் மட்டுமே விளைந்திடும் கடல்நுரை, பாசி, பாசம், பவழம், பவளப்புற்று, சிப்பி, சங்கு, வனத்தில் மட்டுமே கிடைத்திடும் குங்கிலியம், கடுக்காய், தான்றிக்காய், மாச்சக்காய், மாசிக்காய், கழற்சிக்காய், செவியம் என்ற காட்டு மிளகு, பேப்பீர்க்கை, பேய்ப்புடல், விலங்கினங்களில் முயல், பச்சோந்தி, மான்கொம்பு, ஆமைஓடு, யானையின் கடைவாய்ப்பல், பச்சக்காடைஇறகு, மயிலிறகு, கஸ்தூரிமானின் திரவம், புனுகு போன்ற ஆயிரத்திற்கு மேல்பட்ட மருந்துகளை எளிதாக பயன்படுத்த கூடாத வகையில் இருநூறு ஆண்டுகளுக்கு முன் பிரிட்டீஷார் போட்ட வனச்சட்டம் இன்றும் உள்ளது குறித்து அரசியல் அமைப்புகள் வாய்திறக்காதது சித்த மருத்துவத்துவ சிதைவுற வேண்டும் என்ற வியாபார நோக்கம் தவிர வேறு காரணம் இல்லை என்பதை ஒத்துக்கொள்ளவேண்டும்.

கோழி கழிச்சல், கீரிசாணம், புழுக்கை, கழுதைவிட்டை இப்படியாக மலம் போவது நோயின் அறிகுறிகள். கல்விமுறை மாற்றத்தால் கீரி, கோழி, ஆடு, கழுதை எப்படி மலம் கழிக்கும் என்ற பட்டறிவுகளை பெறுவதற்கான சூழலை பெற முடியாது ஆனால், அது குறித்த அறிவை தேட வன சட்டம் இடையூறு என்பதை புரிந்தாக வேண்டும்.

இதே போல் மனித மண்டை, நாய் மண்டை, கழுதை மண்டை ஓடுகள் பயித்தியம், சன்னி போன்ற நோய்களுக்கு மருந்துகளுக்கு துணை மருந்துகள். இவைகளுக்கும் தடை. இந்த நோய்களுக்கு நவீன மருத்துவத்தில் தற்போது வரை மருந்து கண்டறியவில்லை. சாலையோரத்தில் திரிந்திடும் மனநோயாளிகளுக்கு சித்த மருத்துவத்தில் மருந்து இருந்தும் நோயாளிகளுக்கு கொடுக்க சட்ட அனுமதி இல்லை. இதை கேள்வி கேட்க வேண்டிய அறிவியலை கொள்கையாகக்கொண்ட சமூக, அரசியல் இயக்கங்களுக்கு சித்த மருத்துவ அறிவு புலப்படவில்லை. சித்த மருத்துவத்தில் பற்பம் செந்தூரம் தயாரிக்க பயன்படும் வெங்கலம், இரும்பு, தங்கம், செம்பு, வங்கம் என்ற ஈயம், நாகம், வெள்ளி, சிலாசித்து, மிருதாசிங்கி, வெண்காரம், அஞ்சனக்கல், பொன்னிமிளை, இலிங்கம் போன்றவை இருக்க வெடிபொருள்களாக மட்டும் பொதுச்சமூகம் அறிந்துள்ள கந்தகம், வெடியுப்பு, சவுட்டுப்பு, பாதரசம், தாளகம், மனோசீலை, கல்மதம், பயன்படும் மூலப்பொருள்கள் குறித்த எந்த அறிவையும் ஏற்காது அல்லது தெரிந்து கொள்ள விருப்பாத படித்த சித்த மருத்துவர்கள் கூட இலைதழைகள் மட்டுமே சித்த மருத்துவம் என்பது போன்ற தோற்றத்தை **உருவாக்கி வருபவர்கள் 'மருத்தில்லா மருத்துவம்'** என்ற பரப்புரையை குழுவாக சேர்ந்து ஆங்கில மருத்துவத்துடன் கமுக்க கூட்டுவைத்து மானுட அறிவினை இழிவுபடுத்துவது கண்கூடாக காண முடிகிறது.

கடந்த தலைமுறை வரை சித்த மருத்துவ பயிற்சி எடுத்தவர்கள் சித்தர்களைப்போல ஆய்வு முயற்சிகளை செய்துள்ளனர். இதற்கு எடுத்துக்காட்டு பிள்ளைப்பூச்சி, சாலிமரத்துப் பூச்சிகளின் கூடு, புகையிலை, பேட்டரி கட்டையின் பசை, விலங்குகளின் சாணம் இதெல்லாம் விட மூட்டைப்பூச்சிக்கூட மருந்தாக பயன்படுத்தி வெற்றி பெற்றுள்ளார்கள் என்பதை கண்கூடாக அறிந்துள்ளேன். இந்த நூல் இவைகளை சரி செய்திட, அதற்கான விவாதக்கதவை திறக்கச் செய்திடும் என நம்புகிறேன்.

இந்நூலினை உருவாக்க தூண்டிய சித்த மருத்துவர் ஈரோடு கீதா, காந்திக்கிராமிய பல்கலைக்கழக தமிழ்துறை தலைவர் முனைவர் பேராசிரியர் ஓ. முத்தையா, திண்டுக்கல் துளிர் அமைப்பின் செயலர் முகமது யூசுப் அன்சாரி, தேனி வையை தமிழ் சங்கத்தின் செயலர் புலவர் இளங்குமரன், திண்டுக்கல் மறை மாவட்ட அருள்பணியாளர் பிலிப்சுதாகர், தஞ்சை மண்டலத்தை சேர்ந்த அலையாத்தி செந்தில், எங்கள் உறவான கோவில்பட்டி வீரன், எனது அக்கா நாகம்மாள், மாமா பாண்டியன், மகள் வைக்கம் நாகமணி, மகன் நூலகன் குப்புசாமி, மூத்த அக்கா மகள் தாமரைச்செல்வி, வழக்கறிஞர்களான இ.சுதாகரன், மணப்பாறை தமிழ்மணி, பார்கவுன்சில் உறுப்பினர் ப.அசோக், அறிஞன் தொ.பரமசிவத்தின் முதன்மை மாணவன் முனைவர் சங்கர்ராம், முனைவர் தஞ்சை சாமிநாதன், சித்த மருத்துவர் கி.இலட்சுமிகாந்த் பாலாஜி ஆகியோருக்கும், மதிப்புரை வழங்கி நூலிற்கு பக்கபலம் சேர்த்த சித்த மருத்துவர் மு.அருண், நூலினை மனமுவந்து வெளியிட்ட உயிர் பதிப்பகம் ஏ.சண்முகானந்தம் ஆகியோருக்குடன் சித்த மருத்துவதை உயிராக நேசித்த மறைந்த என் மனைவி தீபாவன்னிச்சி ஆகியோருக்கு வாசகர்கள் சார்பாக நன்றி தெரிவித்து இதுபோன்ற கட்டுரை, மருத்துவக் குறிப்பாக சித்த மருத்துவ நூல்கள் பொது வெளி வாசகர்களை சேர்வது அரிதினும் அரிதான வேளையில் மூன்றாம் பதிப்பு காண்பது, சித்த மருத்துவத்தின் வெற்றிப் படியை தொட்டதாகக் கருதுகிறேன்.

உண்மையுள்ள

பண்டுவர் இரா. முத்துநாகு

சொல் விளக்கம்

வீசம்படி	– 1/32
கால்வீசம்படி	– 1/64
மானிப்படி	– 1/16
மாகானிப்படி	– 1/8
உலக்கு	– 50 மில்லி
அலக்கு	– 25 மில்லி
சங்கு அளவு	– 20 மில்லி
கைச்சிரங்கை	– 10 மில்லி
தெள்ளுக்காய்	– சுண்டைக்காய்க்கு மிகுதியாய்
காலணா எடை	– 10 கிராம்
பலம்	– 35 கிராம்
வராகன்	– 4.2 கிராம்
க	– ஒன்று
வ	– கால்
ளு	– முக்கால்
ய	– அரைக்கால் 1/16
ங	– 3
இ	– அரை
வீசை	– 1.4 கிலோ
முக்கால்துட்டு எடை	– 5 கிராம்
சல்லிக்காசு எடை	– 3.5 கிராம்
குருவம்தெள்ளவு	– நெல்லிக்காய்க்கும் குறைவாக
ஒரு மண்டலம்	– 40 முதல் 48 நாள் வரை
சாமம்	– 2 மணி நேரம்
நாழிகை	– 24 நிமிடம்
கவுசட்டி	– உலைமூடிகள் இரண்டை மூடுதல்
குக்கிப்புடம்	– சிறிய கவுசட்டிகளை மூடி புடம் போடுதல்

கெசபுடம்	– 2 அடி குழி தோண்டி புடம் போடுவது
காடைப்புடம்	– காடை உயரம் எரு அடுக்குதல்
முழப்புடம்	– ஒரு முழம் குழி தோண்டிப் புடம் போடுவது.
கோழிப்புடம்	– கோழி உயரம் எரு அடுக்குதல்
மூசை	– தங்கம் உருக்கி வார்த்திடும் சுடுமண் கருப்பு சிவப்பு கலயம்
அகபத்தியம்	– ஆண் பெண் உறவு தவிர்த்தல்
இச்சபத்தியம்	– ஆண் பெண் உறவு தவிர்த்தல்
உள்ளீ	– காட்டு வெங்காயம்
ஈராங்காயம், வெங்காயம்	– சின்ன வெங்காயம்
அமிர்தம், முலைப்பால், பிள்ளைபால்	– தாய்ப்பால்
ஆவின் பால்	– பசும்பால்
பழச்சாறு	– எலுமிச்சம் பழம்
ஒரு தண்ணீராக	– பச்ச தண்ணீர் கலக்காமல்
கலிங்கம்	– கண்ணில் சொட்டு மருந்து விடுவது
நசியம்	– மூக்கில் சொட்டு மருந்து விடுவது
வெதுப்பி	– கொதிக்க விடாமல் சூடுபடுத்துதல்
கைமசக்கு	– கர்ப்பிணிக்கு வரும் மயக்கம், கண் சொறுகுதல்.
கதிக்க	– சராசரியை விட கொஞ்சம் அதிகம்
பெரும்பீ	– சாப்பிட்ட பின் மலம் போவது, செமியாது மலம் பிரிவது
தமுர்	– துளை
ரவி	– சூரியன்
வித்து	– விதை
அந்தி சந்தி	– காலை, மாலை
ஓர் நிறை	– தனித்தனியாக எடுத்த ஒரே அளவு
தொந்திப்பு	– வயிறு பொறுமி செமியா வீக்கம்
தொக்கம்	– செமியாதிருத்தல்
சர்பகண்டம்	– நல்லபாம்பு நஞ்சு
குளிகை	– மாத்திரை
நீர்பூண்டு	– நீர்முள்ளி
சித்திர பாலாடை	– அம்மன் பச்சரிசி

வரலாப்பூலா	– வெள்ளை பூலாமரம்
பிரகாரம்	– சுண்ணாம்பு காரை, சுவர் மண்
செவியம்	– காட்டு மிளகு வேர்
கிளி ஊஞ்சல்	– ஊசில் மரம்
கை கண்ட மருந்து	– பலருக்கும் கொடுத்து பயன்பெற்றது
பெரும்பாடு	– மாதவிடாய் சிக்கல்
சூலை	– காயம், அடிபடாது ஏற்படும் வலி நோய்
பேராமுட்டி	– பெரிய குமட்டிக்காய்
முத்தாக்காசு	– கோர கிழங்கு
செங்களநீர்பூ	– செவ்வல்லி
மந்திஷ்டி	– அவித்த

இந்நூல் எளிதாக புரியும் விதத்தில் உள்ளதால் வாசகர்கள் நேரடியாக மருத்துவம் பார்க்க முயற்சிக்காது, மருத்துவம் அறிந்தவர்களிடம் தெளிவுபடுத்திய பின் பயன்படுத்த வேண்டுகிறோம்.

குப்பமுனி
அனுபவ வைத்திய முறை

குரு பற்பம்: சகல நோய்க்கும் மருந்து

துருசு 2 பலம் எடுத்து சுத்தி செய்து பெருந்தும்பைச் சாற்றில் 30 சாமம் ஊற வைத்து, கருஊமத்தை இலைச் சாறு விட்டு 1 சாமம் அரவை செய்து, வில்லையாகத் தட்டி நிழலில் உலரவைக்கவும். காய்ந்த பின்பு குக்கிப்புடமிட்டு கல்வத்தில் அரவை செய்து சீசாவில் சேமிக்க. மருந்தினை அரிசி எடை எடுத்து வாதத்திற்கு அனுப்பானமாக இஞ்சிச்சாறுடன் முருங்கைப் பட்டைச் சாறு கலந்து கொடுக்க வாதசுரத்திற்கு பழச்சாறிலும், மேகத்திற்கு தேனிலும், குட்டத்திற்கு மருதாணி இலைச்சாறுடன் மாவிலிங்கம் இலைச்சாறு கலந்து கொடுக்கவும். குன்மத்திற்கு இஞ்சி, தேன் கலந்தும், தோசம், சன்னிக்கு பசு நெய் (அ) தேனில் கொடுக்கத் தீரும்.

பேரண்ட பற்பம்; பித்த பைத்தியம் தீர

மனித மண்டை ஓடு, மாட்டு மண்டை ஓடு, கழுதை மண்டை ஓடு இவைகள் 1 பலம் இவைகளை தூளாக்கி பழச்சாற்றில் ஊறல் போட்டு சுத்தி செய்த பின் இடித்து கழுதைப் பால் விட்டு 2 சாமம் அரவை செய்து வில்லை தட்டி நிழலில் காய வைத்து குக்கிப்புடம் போட்ட பின், வில்லைகளை எடுத்து கல்வத்தில் அரைத்து சீசாவில் சேமிக்கவும். அரிசி எடை மருந்தை கழுதைப் பால், இஞ்சிச்சாறு, சர்க்கரையில் அனுப்பானமாக கலந்து 6 நாள் 12 வேளை சாப்பிடத் தீரும். புளி, கடுகு, நல்லெண்ணெய் தள்ளவும். உப்பு வறுத்து பயன்படுத்தவும்.

பரங்கிப்பட்டை பதங்கம்:

- மேகம் 21, கருங்குட்டம் வெண்குட்டம், அடைச்சொரி, தோல் மந்தம், ரத்த நாளம் புடைத்து வலி உண்டாக்கி கருத்துப் போவது தீர

பரங்கிபட்டையை கழுதைச் சாணி சாற்றில் பிசறி உலரவைத்தப் பின்னர் குப்பமேனிச் சாறு, தளுதலைச் சாறு, சங்கம்குப்பி

இலைச் சாறு, பொடுகுதழைச் சாறு, ஆவின் பால் இவைகளில் தனித்தனியாகப் பிசறி உலர வைக்க. காய்ந்த பின்னர் இடித்து பொடி செய்து வைத்துக் கொள்ளவும். குக்கிப்புடம் போடும் கலயத்தில் 2பலம் பரங்கிப்பட்டை தூள் எடுத்து தூவி அதன் மீது சுத்தி செய்த 1வராகன் எடை அளவு தாளகம், கந்தகம், இரசம் இவைகளை வைத்து அதன் மீது அதே பரங்கிப் பட்டை தூளினை தூவி மேவிடவும். மேல் கலய உலை மூடியில் எட்டு சீலை மண் சுற்றி 40 எருவாட்டியில் புடம் போடவும். தீ நீர்த்த பின்பு கலயத்தில் வைத்த மருந்துகள் எரிந்து ஆவியாகி புகைக்கருக்கு போல் இருக்கும். அதை வாளித்து கல்வத்தில் அரவை செய்து சீசாவில் சேமிக்க. நோயாளியின் உடல் அறிந்து அனுபானமாக தேன், நெய், பசுவெண்ணெயில் அரிசி எடை மருந்தினை குழப்பி இருவாரம் காலை, மாலை கொடுக்கத் தீரும். இச்சபத்தியம்.

மருந்து உண்ணும் காலங்களில் கண் காந்தல் ஏற்படும். அமுக்குரா எண்ணை தேய்த்து தலை முழுகி வரவும். பால், மோர், ஆட்டுக்கால் சூப் இவைகள் வாரம் ஒரு முறை சாப்பிட்டு வரவும். புலால் மறுப்பாளர்களுக்கு முருங்கைக்கீரை, மிளகு தக்காளிக் கீரை, பாசிப்பருப்பு, ஈராங்காயம், கசகசா தேவையான அளவு உப்பு சேர்த்து ஒரு படி தண்ணீரில் போட்டு இரவு அடுப்பில் வைத்து காலையில் இறுத்துக் குடிக்கவும். மருந்து துவங்கும் முன் பேதி போடவும். மருந்து நிறுத்திய 5 நாள் கழித்து பேதி போடவும். அதன் பின்னர் நோயாளின் தன்மை அறிந்து மருந்தினை 15 நாள், அல்லது ஒரு மண்டலம் வரை கொடுக்கத் தீரும். கைகண்ட மருந்து.

கந்தக இரச யானம்:

* வெண்குட்டம், கருங்குட்டம், சொரி, மேகரோகம், மேல் தடிப்பு.

கந்தகம் 4பலம் எடுத்து குளிர்ந்த நீரில் பத்து முறை ஊறல் போட்டு கழுவி எடுக்கவும். தூரில் சிறுதமுர் போட்ட தூரில் கலயத்தில் கந்தகத்தைப் போட்டு மேல் மூடி வைத்து 10 சுற்று வரும் அளவிற்கு சீலை மண் செய்திடவும். குழிப்புடம் போடுவது போல் சிறு குழித் தோண்டிக்கொள்ளவும். அதில் பசும் தயிர் அல்லது பால் ஊற்றிய கலயத்தை உள்ளே இறக்கி அசையாமல் நாலாபுறமும் மண் தள்ளவும். அக்கலயத்தில் மேலுள்ள கலயத்தை வைத்து இரு கலயமும் சேரும் இடம் தெரியாதளவு மண் தள்ளி மூடவும். 30 எருவாட்டியில் புடம் போட கந்தகம் உருகி பால் அல்லது தயிரில்

ஒழுகி நிற்கும். புடம் நீர்த்தப்பின் எடுத்து குளிர்ந்த நீரில் 10 முறை கந்தகத்தை கழுவி எடுத்து உலர வைக்கவும். அதன் பின்னர் ஈராங்காய சாற்றில் ஒரு சாமம் அரவை செய்து வில்லையாக தட்டி நிழலில் காயவைக்கவும். உலர்ந்த பின்னர் மீண்டும் ஈராங்காயச் சாற்றில் ஒரு சாமம் அரவை செய்திட. இதுபோல் 9 முறை புடமிட்டு அரவை செய்து சீசாவில் சேமிக்கவும். அரை காசு எடையளவு கருப்பட்டியில் வைத்து 48 நாள் சாப்பிடவும்.

எனது அனுபவம்: செங்கத்தாரி எண்ணை தினமும் முக்கால் துட்டளவு தூங்கும் முன் கொடுத்தால் உடல், கண் காந்தல் சமப்படுத்தும். வாரம் இருமுறை எண்ணெய்த் தேய்த்து குளிக்கவும். வெள்ளாட்டுக் கால் எலும்பு சூப் போட்டு குடிக்கவும். பால், மோர் உணவில் சேர்க்கவும். பத்தியம் இல்லை. கைகண்ட மருந்து.

கிராந்தி:

* செந்தேமலால் ஏற்படும் புண், எரிச்சல் தீர (பாலியல் நோயால் ஏட்படும் புண்)

பீச்சங்கு இலை, சங்கம்குப்பி இலை, கருநொச்சி இலை, சுடுதுத்தி, வெள்ளருகு, சின்னி இலை, கிராந்திநாயகம் இலை, கிராம்பு இலை, பூவரசம்பட்டை, ஈராங்காயம் இவைகளை ஓர் நிறையாக சேகரித்து இடித்து, சாறு பிழிந்து, மண் கலயத்தில் உற்றி ஒரு நாள் முழுக்க இரவில் வைக்கவும். மறுநாள் எடுத்து விளக்கெண்ணெய் கால்மானிப்படி சேர்த்து அடுப்பிலேற்றி நன்றாக கொதிக்க விடவும். அதில் இடித்து துணியில் சளித்து தயாராக வைத்துள்ள பரங்கிப்பட்டை, கருஞ்சீரகம், கார்போகரிசி, கஸ்தூரி மஞ்சள், வசம்பு சூரணத்தைதுடன் பூடு 4வராகன் சேர்த்து கொதிக்கும் சாற்றில் போட்டுக் கிண்டி எண்ணை முறிய்யும் வரை நன்றாகக் காய்ச்சி இறக்கி, துணியில் வடிகட்டி கண்ணாடிக் குடுவையில் சேகரிக்க. தேக்கரண்டி வீதம் 3 நாள் 6 வேளை சாப்பிடவும். உப்பு புளி நீக்கி மூன்று நாள் கடும் பத்தியம்.

இலிங்கக் கட்டு:

* முசல்கண்டான், குமரகண்டான், முகவலிப்பு, குதிரை வலிப்பு, காக்கா வலிப்பு, பூர வீச்சு, உள் வீச்சு, சன்னி, தோசவணம், வாளைக்கிறுக்கு, நெஞ்சு குத்து தீர.

கோழி முட்டை வெள்ளைக்கரு 5 எடுத்து, 1வராகன் எடை வீரம், பச்சை கற்பூரம், வெடியுப்பு சுண்ணம் இவைகளைச் சீசாவில் இட்டு 6 நாள் இருக்கவிடவும். 7ஆம் நாள் 10வராகன் இலிங்க கட்டியை எடுத்து 10முறை சீசாவில் இருக்கும் தைலத்தால் இலிங்கதில் பூசவும். ஒவ்வொரு முறையும் பூசிக் காய்ந்த பின்பு தைலத்தால் பூசிக் காய வைக்கவும். கருஊமத்தை இலை 32 எடுத்து காற்று இல்லாத இடத்தில் வைத்து சீசாவில் உள்ள தைலத்தால் தடவவும். ஒரு இலையை இலிங்கத்தை சுற்றி 1எருவாட்டியில் புடம் போடவும். இப்படியாக 32இலைகளை ஒவ்வொரு முறையும் சுற்றி 32முறை புடம் போட இலிங்கம் கட்டாக்கும். புடம் போட முதல் புடத்திற்கு 1எருவும், இரண்டாம் புடத்திற்கு இரு எரு என 32முறைக்கும் ஒவ்வொன்றாக கூட்டிக் கொண்டே செல்லவும். லிங்க கட்டினை மூன்று உரசு உரசி தேனில் கலந்து கொடுக்கவும். கதிர்வேல் சாமிகள் அருளியது. கைகண்ட மருந்து.

எனது அனுபவம்: பேகுமுட்டி காயினை தலையில் தேய்த்து பச்சைத்தண்ணீர் நான்கு குடம் திமுதிமு என ஊற்றவும். நன்றாக தூக்கம் வரும் தூக்க விடவும். இப்படியாக ஐந்து நாள்களுக்கு கணக்கிட்டு நான்கு வாரம் செய்திட நோய் தீரும்.

பாண்டு

- சோகை காமாலை தீர (வெளிரிய உடல்)

மண்டூரம் 1 (இரும்புத்தாது) பலம் எடுத்து அதைக் கோமியத்தில் பிய்த்துப்போட்டு காய்ச்சி எடுத்து காயவைத்து அதனுடன் தேவதார், மரமஞ்சள், சித்திரமூலம், வாய்விலங்கம், முத்தாகாசு, திப்பிலி, மிளகு 1 வராகன் இவைகள் அனைத்தையும் இடித்து துணியில் சலித்து சேமித்துக் கொள்ளவும். 1 வாரம் காலையில் மட்டும் எருமை மோரில் சிட்டிகை அளவு எடுத்து கலந்து குடிக்கத் தீரும்.

முகவாத சன்னி தீர எண்ணை

வசம்பு, வெள்ளப்பூடு, ஓமம், சதகுப்பை இவைகள் 5 வராகன், பெருங்காயம் 1 வராகன், ஆலமரத்துப் பட்டை, மாவிலிங்கம் பட்டை, நொச்சிப்பட்டை, பீனாரிப்பட்டை இவைகள் 10வராகன் எடுத்து இடித்து தேங்காய் எண்ணெய் படி - வ - வில் போட்டு கடுக்கக் காய்ச்சி ஒரு நாள் விட்டு ஒரு நாள் தேய்த்து தலைமுழுகி வரத் தீரும். கைகண்ட மருந்து.

சன்னித் எண்ணை

கத்தரி இலை, சூடம், சாம்பிராணி, திப்பிலி, சித்தரத்தை, பெருங்காயம், ஓமம், கிராம்பு, சுக்கு, மிளகு, சதகுப்பை, இரசகற்பூரம் இவைகளை 1வராகன் எடுத்து ஒன்றாக்கி துணியில் சுற்றி சட்டியில் போட்டு வேப்பெண்ணெய் படி - இ - ஊற்றவும். துணியில் வைத்த தீ, எரிந்து எண்ணெயில் தீ பிடிக்கும் போது சட்டி கொண்டு கமுத்தி இறக்கி வைக்கவும். இரண்டாவதாக தீ மூட்ட தீப்பற்றும், மீண்டும் சட்டி கொண்டு கமுத்தி இறக்கி வைக்கவும். அதில் இஞ்சி, வெள்ளப்பூடு சாறு, கோழி முட்டை இவைகள் 6 வராகன் அளவு தனித்தனியாக எடுத்து அரவை செய்து ஒவ்வொன்றாக காய்ந்திடும் எண்ணெயில் போட்டு மீண்டும் அடுப்பில் வைத்து காய்ச்சி இறக்கி வைக்க. சூடு ஆறிய பின் வடிகட்டி சேமிக்கவும். வாரம் இருமுறை தலை முழுகி வரத் தீரும்.

அண்ட வாய்வு தீரத் எண்ணை

வெந்தயம் 2பலம் எடுத்து கருக வறுத்து கல்வத்தில் அரைத்துக் கொள்ளவும். விளக்கெண்ணெய் படி - வ, மிளகு, தக்காளி இலைச்சாறு படி - வ, எடுத்து இரும்பு சட்டியில் காய்ச்சிடவும். இரண்டு கொதி வந்தபின் அரைத்த வெந்தயத்தைப் போட்டு சுண்டக்காய்ச்சி 3 நாள் 6 வேளை சாப்பிடத் தீரும். புளி, உப்பு நீக்கி பத்தியம்.

குன்மம் 4-க்கும் உப்பு சூரணம்

- தொந்திப்பு, சோகை, பொறுமல், கீரிச்சாணம், குண்மக்கட்டி தீர.

சோற்று உப்பு 1படி, எருமை மோர் 1படி, வரிக்குமுட்டிகாய்ச் சாறு படி- ய-எடுத்துக் கொள்ளவும். இந்துப்பு, வளையலுப்பு, வெடியுப்பு, தவிட்டுப்பு இவைகள் 1வராகன் எடுத்து தூளாக்கி ஒன்றாக கலக்கி இரும்புச் சட்டியிலிட்டு அடுப்பில் ஏற்றி ஒரு சாதி விறகினால் எரிக்கவும். தீ எரிக்கும் போது பூவரசம் குச்சியால் மருந்தினைக் கிண்டி இறக்கி வைக்கவும். சட்டி ஆறிய பின் மருந்தினை சேகரித்து கல்வத்தில் அரைத்து கண்ணாடிக் குடுவையில் சேமித்து வைக்கவும். அரிசி எடை சூரணத்தை புளித்த தண்ணீரில் கலக்கி அந்தி, சந்தி வேளையில் 48 நாள் சாப்பிடத் தீரும்.

சீரக சூரணம்

* பித்த வாந்தி, கிறுகிறுப்பு, அக்கினி மாந்தம், உஷ்ண காங்கை தீர

சீரகம் 5பலம் எடுத்து பீங்கான் கோப்பையில் இட்டு பழச்சாறு, கரப்பான்தழைச்சாறு, நெல்லிக்காய்ச்சாறு, தூதுவளைச்சாறு, வேப்பம்பட்டைச்சாறு, பொலிதும்பைச்சாறு இவைகளை ஒவ்வொரு சாற்றிலும் தனித்தனியாக சீரகத்தை 8 சாமம் ஊறல் போட்டு நிழலில் உலரவைத்து இடித்து துணியில் சலித்துக் கொள்ளவும். மருந்தின் அளவிற்கு சர்க்கரை சேர்த்து, நெல்லிக்காய் பருமன் அளவு அந்தி சந்தி சாப்பிடத் தீரும். கைகண்ட மருந்து.

சகல சுரத்திற்கும் மாத்திரை

சுத்தி செய்த வெள்ளைப்பாசனம், கௌரிபாசனம் 5வராகன், சுத்தி செய்த மிளகு 1பலம் இவைகளை எருக்கம்பால் விட்டு அரவை செய்து வில்லை தட்டி கலசத்தில் இட்டு கவசம் கட்டி ரவியில் 5 நாள் வைக்க. கலசத்தின் மீது கெட்டியான மேல் துணி சுற்றி வெள்ளாவி துணியின் நடுவில் கலசத்தைக் கவுத்தி வைத்து வெள்ளாவியை எரிக்கவும். வெள்ளாவியிலிருந்து எடுத்து கலயத்திலுள்ள வில்லைகளை 2 நாள் நிழலில் உலரவிட்டு, மனித மூத்திரம் விட்டு ஒரு நாள் ஊறல் போட்டு வெயிலில் காயவைக்கவும். நன்றாக காய்ந்த பின்னர் கொடிக்கள்ளிச்சாறு விட்டு 4 சாமம் அரவை செய்து துவரம் பயிர் வீதம் மாத்திரை உருட்டி நிழலில் காய வைத்து சீசாவில் சேமிக்க. சுக்கு கசாயம் (அ) தேனில் கொடுக்க கையில் பிடித்தாற் போல் சுரம் நிற்கும். கைகண்ட மருந்து. (கொடிக்கள்ளியை தீயில் வாட்டி பிழியவும்)

கைகால் அழுகல், குட்டம் தீர குழி எண்ணை

எட்டு வீசை செவ்வரளி வேர் சேகரித்து மண்பானையில் போட்டு தூரில் சிறு தழுர் போட்டு அதில் துணி சொறுகிடவும். பானையின் மேல் பாகத்தில் உலை மூடி வைத்து 8 சீலை மண் சுற்றி பூச்சு போட்டுக்கொள்ளவும். குழிப்புடம் போட ஏதுவாக ஒரு முழம் குழித்தோண்டி அதில் சிறு கலயத்தை வைத்து அதில் நீர் நிரப்பி அதில் ஆடாமல் அசையால் இருக்கும் படியான அளவில் செம்பு கலயத்தை வைக்கவும். மண்பானைத் தழுர் ஓட்டை, செம்பு சிறுகலயத்திற்கு நேராக வைத்து நாலாபுறமும் மண் தள்ளி 100 எருவாட்டியில் புடம் போடவும். நீர்த்த பின் மண்பானையைச் சுற்றித் தள்ளிய மண்ணைக் கவனமாக அள்ளி தண்ணீரில் மிதக்கும்

செம்புக் கலயத்தை எடுக்கவும். அதில் -வ-பலம் செவ்வரளி வேர் கசாயம் சொட்டுச் சொட்டாக இறங்கி இருக்கும். அதனைச் சீசாவில் சேகரித்துக் கொள்ளவும். மானிப்படி சுடுநீரில் ஒரு சொட்டு கசாயத்தை விட்டு 3 நாள் 6 வேளை கொடுத்து, கடும் பத்தியம் போடவும். கைகால் அழுக்குகளில் வடியும் ஊண் வற்றி விடும். எட்டு நாள் கழித்து மறுபத்தியம் போட புண் ஆறும். கந்தக பற்பம் ஒரு மண்டலம் கொடுக்க நோய் அற்றுவிடும். கைகண்ட மருந்து. ராஜபிளவைக்கு மேலுள்ள முறையில் கொடிவேலி வேர்த் எண்ணைஇறக்கவும்.

குங்கிலிய சூரணம்:

- நாக்கு வெடிப்பு, வாய்ப்புண், தீராத வெட்டைத் தீர

வெள்ளைக் குங்கிலியம் 1 பலம் எடுத்து 10 இளநீர் ஊற்றி 9 முறை காய்ச்சி வடித்து எடுக்கவும். மருந்தினைக் கல்வத்தில் அரவை செய்து சீனாக் கற்கண்டு சமஅளவு சேர்த்து அரிசி எடை, பசு வெண்ணெய் அல்லது பசு நெய்யில் குழப்பி அரை மண்டலம் சாப்பிடத் தீரும். அகபத்தியம். கைகண்ட மருந்து.

சன்னிக்குத் எண்ணை

கஸ்தூரி 1வராகன், வசம்பு, கடுகு, ஈராங்காயம், சர்பகண்டம் இவைகள் 2 வராகன் எடுக்கவும். பூநாகம் 4வராகன் எடுத்துக் கொள்ளவும். அடுத்ததாக வேப்பெண்ணெய், நல்லெண்ணெய், அரைத்த பூநாகம் இவைகள் கால்படி எடுத்துக் கொள்க. மேல்படி மருந்தினை தூளாக இடித்து எண்ணெய்யில் இட்டுக் காய்ச்சி வடிக்கட்டி வாரம் இருமுறை குளிர்ந்த நேரத்தில் (சூரியன் கிளம்பாத போது) தலைமுழுகி வரத் தீரும். கைகண்ட மருந்து.

நல்ல பாம்பு நஞ்சு எடுக்கும் முறை:

நல்ல பாம்பின் தலையின் செதில் ஓரம் வலது கையில் பிடித்து இடது கையில் வாலினை பிடித்து இழுக்கும் போது வலது கையின் பிடி இறுக்கத்தை குறைத்தால் நஞ்சை கக்கும். துணியை சூரிய வெயிலில் காய வைத்து தீயில் கருக்கிச் சேமித்த கருக்கினை பயன்படுத்துக. பூநாகம்; மண் புழு

சன்னி 13-க்கும் எண்ணை

வேப்பெண்ணெய், புன்னை எண்ணெய், புங்க எண்ணெய், பசு நெய், விளக்கெண்ணெய், சித்தாமணக்கு எண்ணெய் வகைக்கு மானிப்படி. கோழி முட்டை 10, முசுரு முட்டை 1பலம், இலவங்கம், நீர்வளம், சாதிலிங்கம், இரசம், கந்தகம், நாபி, மிளகு, திப்பிலி, யானைத் திப்பிலி, திருகுக்கள்ளி பால் இவைகள் 1வராகன் எடுத்து கொடிவேலிவேர் கசாயத்தில் 2சாமம் அரவை செய்து மேல் குறிப்பிட்ட எண்ணெய்யுடன் கலந்து காய்ச்சிடவும். கமலம் போல் ஒரு சாதி விறகால் தீ எரிக்கவும். இரண்டு கொதி வந்தபின் தேசிப்பால் (கழுதைப் பால்), அரளி இலைச் சாறு, வெள்ளப்பூடு, கோரோசனை இவைகள் ¼ பலம் எடுத்து இவைகளை கொதிக்கும் எண்ணெயில் கலக்க எண்ணை கமகமவென மணம் வரும் போது இறக்கிக் கண்ணாடிக் குடுவையில் சேகரித்து வாரம் இருமுறை தலைமுழுகி வரத் தீரும். ரசம் சுத்தி செய்ததை பயன்படுத்தவும்.

தாளக சுடர் எண்ணை:

* தலை, கை, கால் நடுங்குதல், நடுக்கு வாதம் தீர

கந்தகம், மனோசிலை, தாளகம் வகைக்கு 3 வராகன் எடுத்து காடிநீரில் (புளிச்ச தண்ணீர், கடுத்துப்புளித்த தயிர்) மைப்போல் அரவை செய்து, அதனுடன் இருமடங்கு பசுவெண்ணை சேர்த்துக் குழப்பி மெல்லிய துணியில் தடவி உலர வைக்க. துணியை ஒரு கம்பியில் தொங்கவிட்டு கீழே ஒரு அகல வாயுள்ள மண் சட்டியை வைத்து வத்திபோல் திரி செய்து, துணியில் தீ மூட்ட சுடர் தைலமாக இறங்கும். இதை சீசாவில் சேகரிக்க. வெற்றிலையில் 1 சொட்டு மருந்தினை தடவி மடித்து காலை, மாலை 3 நாள் 6 வேளை சாப்பிடத் தீரும். புளி நீக்கி அல்லது நோயாளியின் உடல் திடமறிந்து கடும்பத்தியம் போடவும். கைகண்ட மருந்து.

எனது அனுபவம்: குரல் நடுக்கத்திற்கும், வாத, சன்னியால் ஏற்பட்ட குரல் நடுக்கம், திக்குவாய் சரியாகும்.

வைரக் குளிகை:

* சன்னி, தோசம் தீர

திரிகடுகு 1 வராகன், இலிங்கம் 2 வராகன், பெருங்காயம், வெங்காரம் 7வராகன், இவைகளை பழச்சாற்றில் 4 சாமம் அரைத்து துவரம் பருப்பு வீதம் குளிகை செய்து நிழலில் நன்றாக காயவைத்து

சீசாவில் பத்திரப்படுத்தவும். இஞ்சி, அமிர்தப் பால், ஈராங்காயச் சாறு, தேன் இவைகள் சம அளவில் எடுத்து ஒரு சங்கு அளவு சாற்றில் ஒரு மாத்திரையை உரசிக் கொடுக்க சன்னி தீரும். தேனில் கொடுக்க தோசம் தீரும். மூன்று நாள் கடும் பத்தியம், மறுபத்தியம் போடவும். மருந்துகளை முறைப்படி சுத்தி செய்திடவும். கைகண்ட மருந்து.

எனது அனுபவம்: வேர்வை காணான மேனியில் வேர்வை கண்டுள்ளது. சன்னியால் பேச்சு திக்கல் மாறியுள்ளது. குளிர் தாங்காத காது மாந்தம் சரியாகியுள்ளது, காது இரைச்சல், முகவாத சன்னி, நாக்கு உள்ளிழுத்தலுக்கு நல்ல பலன் தந்துள்ளது)

வங்காளப் பச்சை செய்முறை

செம்புத்தூள் 2பலம் எடுத்து கலயத்தில் போட்டு பழச்சாறு மானிப்படி பிழிந்து அதனுடன் வெடியுப்பு, இந்துப்பு, உப்பு 2வராகன் போட்டு உலை மூடி வைத்து சீலை மண் சுற்றவும். இந்த கலயத்தை எரு குப்பைக் கிடங்கை ஒரு கஜம் தோண்டி அதில் புதைத்து இரண்டு மண்டலம் கழித்து எடுக்க, வங்காரப்பச்சை செம்பு தகட்டில் படிந்திருந்துக்கும் அதை கையால் தொடாது மரக்கரண்டியில் சேகரித்து சீசாவில் பத்திரமாக சேமிக்கவும். கையில் பட்டால் தோல் உரிந்து புண்ணாகலாம்.

சிலோத்தமணி குளிகை: 2

* வாய்வினால் வரும் வாதம், பித்தம், சதையடைப்பு, நீர் அடைப்பு தீர.

வெண்காரம், திரிகடுகு, கடல் நுரை, தூதுவளைச் சாறு, இந்துப்பு, நீர்வளம் இவைகள் வராகன் 2 வீதம் எடுத்து இளநீரில் 2 சாமம் அரைத்து சுண்டைக்காய் வீதம் திரட்டி நிழலில் உலர காயவைத்துக் கொள்ளவும். 3 நாள் 6 வேளை சாப்பிடத்தீரும். இஞ்சி, தேன் சம அளவு சேர்த்து மாத்திரையை உரசிக் கொள்ளவும். வெண்காரம், நீர்வளம் இவைகளைச் சுத்தி செய்திடவும்.

எனது அனுபவம்: மருந்து சாப்பிடும் இரு நாள்களுக்கு முன்பு மோர் கஞ்சி குடிக்க துவங்கவும். மருந்து சாப்பிட்ட நாளில் கட்டாயம் இரு வேளை மோர் கஞ்சி குடிக்கவும். பேதி உண்டாலும் அதற்கு ஏற்றால் போல் உணவு முறை வைத்துக்கொள்ளவும். கல்லடைப்பிற்கு நல்ல மருந்து.

பஞ்சபாண செந்தூரம்:

- அனைத்து நோய்களுக்கும் பொது மருந்து.

இலிங்கம், மனோசீலை, தாளகம், கந்தகம், காந்தம், வெள்ளைப் பாசனம் இவைகள் 4வராகன் வீதம் எடுத்து சுத்தி செய்திடுக. இவைகளை குப்பமேனிச் சாறு, வெற்றிலைச் சாறு, நாடான் பருத்திஇலைச்சாறு, வெள்ளருகுச்சாறு, வாதமுடக்கிச்சாறு இவைகளை தனித்தனியாக 4சாமம் அரைத்து வில்லை தட்டி காய வைக்கவும். வில்லைகளைக் கவச புடமாகப் போட, கீழ்ச் சட்டியில் வெற்றிலை பரப்பி அதன் மீது பரப்பி, அதன் மீது வில்லைகளை பரப்பி வைக்கவும். சட்டியினை மேல் கவசமிட்டு சீலை மண் போட்டு பூச்சு போடவும். சட்டியை அடுப்பில் ஏற்றி சிறு தீயாக 4சாமம் எரித்து, சட்டி சிவந்த பின்னர் தீயினை நிறுத்தவும். சட்டி ஆறிய பின்னர் எடுத்து வில்லைகளை அரைத்து சிசாவில் சேமித்துக் கொள்ளவும். நோய் அறிந்து அரிசி எடை மருந்தினை உரிய அனுப்பானத்தில் கொடுக்கத் தீரும். சட்டி சிவந்ததை அறிய தீ நீர்த்தபின் கலயத்தை பார்த்தால் உள்பாகம் சிவந்து இருக்கும்.

ஆனந்தக் குளிகை:

- சுரம் 64, சன்னி 13 தீர.

திரிகடுகு, இந்துப்பு, சுத்தி செய்த அரிதாரம், நீர்வளம், சாதிலிங்கம் இவைகள் சமஎடை எடுத்துக் கொள்ளவும். வெள்ளரி, இஞ்சிச்சாறு சம அளவு சேகரித்து 1வாரம் அரவை செய்து குண்டுமுத்து வீதம் உருண்டை செய்து நிழலில் காய வைக்கவும். அதை பீங்கான் குப்பியில் போட்டு நெல் குளுமைக்குள் வைத்து 1 வாரம் கழித்து எடுத்து சீசாவில் வைத்துக் கொள்ளவும். சன்னிக்கு இஞ்சிச்சாறு, ஈராங்காயம் சாற்றில் உரசி தேன் கலந்து கொடுக்கவும். மருந்து அரவை செய்திட தினமும் வெள்ளரி, இஞ்சிச்சாறு தயாரிக்கவும். கைகண்ட மருந்து.

கோரோசனை மாத்திரை:

- சேத்துமம் 84, சன்னி 13, மண்டைகட்டு நீர், சூலை மயக்கம் தீர.

கோரோசனை, குங்குமப்பூ, கற்பூரம், இரசசெந்தூரம், பச்சைக்கற்பூரம், கிராம்பு, கோஷ்டம், சாதிக்காய், அக்ராகாரம் இவைகளை 3 வராகன் எடுத்துக்கொள்ளவும். திப்பிலி, சந்தனத்தூள்

இவைகளை கசாயம் செய்து மேற்படி மருந்தினை 4 சாமம் அரைக்கவும். அதன் பின்னர் செண்பகப்பூ கசாயத்தில் 2 சாமம், அடுத்ததாக குங்குமப்பூ கசாயத்தில் 2 சாமம் அரைத்து குண்டுமுத்து அளவு குளிகை செய்து நிழலில் உலர்த்தி பீங்கான் குடுவையில் சேமித்து வைக்கவும். 3 நாள் 6 வேளை அமிர்தப்பாலில் உரசிக் கொடுக்கவும். பத்தியம் உடல் திடம் அறிந்து போடவும்.

பூமணிக் குளிகை

- சன்னி,தோசம்,அனைத்து வாய்வும் தீர

கடுகுறோகினி, இலுப்பைப்பூ, சுத்தி செய்த நீர்வளம் இவை மூன்றும் ஓரளவாக எடுத்து கருங்கற்றாழைச் சாற்றில் 4சாமம் அரைத்து, கண்டங்கத்திரிக்காய் அளவு உருண்டை திரட்டி நிழலில் காய வைத்து கண்ணாடி புட்டியில் சேமிக்கவும். சன்னிக்கு, இஞ்சிச்சாறு, தேன் இவை ஒரு சங்கு அளவு எடுத்து ஒரு மாத்திரையை உரசி கலந்து கொடுக்கவும். தோசம் நீங்க, ஒரு சங்கு அளவு ஈராங்காயச் சாற்றில் கொடுக்க. அனைத்து வாய்விற்கும், நல்லெண்ணெயில் கொடுக்கவும். நோயாளியின் திடம் அறிந்து பத்தியம் போடவும். கைகண்ட மருந்து.

சிலோத்தமணி குளிகை 1

- வாய்வு, பித்தம், கிறுகிறுப்பு. உப்பிசம், தசையடைப்பு, நீர் அடைப்புக்கு.

பொரிகாரம், திரிகடுகு, கடல்நுரை, சூராவிதை, பெருங்காயம், சுத்தி செய்த நீர்வளம் இவைகள் 1 வராகன் எடை எடுத்து இளநீர் விட்டு 2சாமம் அரைத்து துவரை அளவு மாத்திரையாகப் பிடிக்கவும். இதை இலந்தை மரத்தடி நிழலில் காயவைத்து செம்புப் பாத்திரத்தில் சேமிக்கவும். வாய்வு, பித்தம், கிறுகிறுப்புக்கு இஞ்சிச் சாறு, தேன், ஒரு சங்கு அளவில் ஒரு மாத்திரையைக் கொடுக்க இறங்கும். உப்பிசம், தசையடைப்பு, நீர் அடைப்புக்கு தேனில் சாப்பிட நீங்கும்.

எனது அனுபவம்: மருந்து சாப்பிடும் முதல் நாள் முதல் மோர் சோறு சாப்பிடத்துவங்கவும். மருந்து சாப்பிடும் நாள்களில் இருவேளையாவது மோர் சோறு, மோரில் உப்பு கலந்து குடிக்கவும். மருந்து சாப்பிடும் போது பேதியாகும். அதற்கு ஏற்றால் போல் ஆலோசனை கொடுக்கவும்.

இரசகெந்தி மெழுகு:

- மேகசூலை, வெடிசூலை, இடிசூலை, கணுசூலை, வாதசூலை, முடக்குசூலை, எரிசூலை, இராசபிளவை, தொடைவாளை, கண்ணப்புற்று, கண்ணோடை, பவுத்திரம் தீர.

இரசம், கந்தகம், ஊசிக்காந்தம், பூரம், அரிதாரம், துருசு, துத்தம், மிருதாசிங்கி, சுக்கு, ஓமம், மஞ்சள், திப்பிலி, அரத்தை, கோஷ்ட்டம், வால்மிளகு, சோம்பு, ஏலம், சாதிக்காய், மிளகு, சீரகம், கார்போகஅரிசி, மாசிக்காய், தேசாவரம், வாய்விலங்கம், வசம்பு, இலவங்கப்பட்டை, பரங்கிப்பட்டை, செங்கொட்டை, கடுக்காய், கருஞ்சீரகம், காட்டுச்சீரகம், சிறுதேக்கு, தாளிச்சாப்பத்திரி, முந்திரிப்பழம், பிரம்பன்கிழங்கு, எட்டிமூலம், தேத்தாவிதை, ஈராங்காயம், எள், கொள், தேங்காய், சின்னி வேர், சங்கம் வேர், அமுக்ராவேர், கொல்லங்கோவை கிழங்கு, கொடிவேலிவேர் இவைகள் 1பலம், கோழிமுட்டை 2, பனங்கருப்பட்டி 4பலம் சேர்த்து 5சாமம் 30நாழிகை இடித்து சுண்டக்காய் வீதம் இரு வேளை 48 நாள் சாப்பிடத் தீரும். மருந்துகளை முறைப்படி சுத்தி செய்திட.

கெந்தி மெழுகு:

வெட்டவாய்வு, மூலவாய்வு, உஷ்ணவாய்வு, கோரவாய்வு, இரத்தவிர்த்தி, தாதுபுஷ்டிக்கு. குறுக்குவளைத்தல், குறுக்குபிடிப்பு, தசைப்பிடிப்பு, வயிறு மந்தம், ஏப்பம் தீர.

கந்தகம் 3பலம், ஊசிக்காந்தம், சாதிலிங்கம் இவைகள் 3வராகன், இரசகற்பூரம், சுக்கு, திப்பிலி, மிளகு இவைகள் 1வராகன், சர்க்கரை 2பலம் எடுக்கவும்.

கந்தகம் சுத்தி முறை; கந்தகத்தை பசும்பாலில் 9முறை காய்ச்சி வடித்து எடுத்து, கடைசியாக கால்படி நெய்யில் காய்ச்சினால் கந்தகம் உருகி நெய்யோடு கரைவது அறிந்து, கைச்சிரங்கை அளவு பசும்பால் அல்லது மோர் விட, உருகியிருக்கும் கந்தகம் மீண்டும் கெட்டி சேரும். சட்டியில் உள்ள நெய்யினை வார்த்து கந்தகத்தை எடுத்து உலர்த்திடவும். பின்னர் கல்வத்தில் அரவை செய்து, தயாராக வைத்திருக்கும் மருந்துகளை சேர்த்து அரைக்கவும். தேன் -வ- எடுத்து சிறுகச்சிறுக விட்டு 3சாமம் அரைக்க. அடுத்து 3பலம் சர்க்கரை, மானிப்படி பசு நெய் சேர்த்து 1சாமம் அரைத்து மருந்தினை சீசாவில் சேமித்துக் கொள்ளவும். காலை, மாலை

சுண்டக்காய் வீதம் ஒரு மண்டலம் சாப்பிடவும். அகபத்தியம். கை கண்ட மருந்து. புகை, லாகிரி தள்ளவும். (மருந்துகளை முறைப்படி சுத்தி செய்க)

தாளக பற்பம் I:

- காசம், இருமல் தீர.

சுத்தி செத 1பலம் தாளகத்தை எடுத்து கண்டங்கத்திரிப் பூ சாற்றில் அரவை செய்து வைத்துக் கொள்ளவும். அந்திமல்லி கிழங்கினை வகுந்து அதன் நடுவில் உள்ள சோற்றை நோண்டி எடுத்து அரைத்த தாளகத்தை அதனுள் வைத்து நூலால் கட்டி 20வராட்டியில் புடம் போட நீர்த்திடும். அதை கல்வத்திலிட்டு அரவை செய்து சீசாவில் சேகரிக்கவும். சுக்கு, வால்மிளகு, திப்பிலி, கடுக்காய் இவைகளை அரைத்து அதன் அளவு சக்கரை சேர்த்து வைத்து அரிசி எடை பற்பத்தை கலந்து தேனில் குழப்பி 15 நாள் சாப்பிடத் தீரும். புளி நீக்கி, உப்பு வறுத்துப் பயன்படுத்தவும். அகபத்தியம். கைகண்ட மருந்து.

தாளக பற்பம் II:

தாளகம் 1பலம், கெட்டியாக எடுத்து அம்மன்பச்சரிசி சாறு பிழிந்து அதில் 5நாழிகை ஊற வைக்கவும். அதன் பின்னர் விஷ்ணுகிராந்திச் சாற்றில் 5நாழிகை சுருக்கு கொடுத்து எடுக்க சுத்தி. மஞ்சனத்தி இலையை அரவை செய்து தாளகத்திற்கு கவசப்பூச்சு போடவும். முதலில் ஒரு எருவில் வைத்து புடம் போடவும். அதன் பின்னர் ஒவ்வொரு எருவாகக் கூட்டிக்கொண்டே 15 முறை புடம் போடவும். ஒவ்வொரு புடத்திற்கும் ஒரு முறை மஞ்சனத்தி இலையை அரைத்து கவசம் போடவும். அதே போல் 3 ஆவது முறை புடத்திலிருந்து தாளத்திற்குத் துணி சுற்றி அரவை செய்த மஞ்சனத்தி இலையைக் கவசமாகப் பூசவும்.

அண்டத்தைலம் (எ) கோழி முட்டை எண்ணை:

- உள் வாதம், பிரணவாதம், கன்வாத சன்னி, முகவாதம் தீர.

இருபது கோழி முட்டையின் மஞ்சள்கருவை இரும்பு சட்டியிலிட்டு அரைப்படி வேப்பெண்ணெய் ஊற்றி கருக வறுத்துக் கரண்டியில் கடையும் போது, தயாராக வைத்திருக்கும் நொச்சி, துளசி, தலைச்சுருளி, வெள்ளைக்காக்கனத்தி இலைச் சாறு இவை

அனைத்தும் அரைப்படி அளவு எடுத்து சிறிக சிறுக ஊற்றவும். முதல் முறை ஊற்றும் போது எண்ணை நல்லபாம்பாக சீறும். அடுப்பினை சிறுதீயாக எரிக்க. நீர்ச்சத்துச் சாகும் வரை காய்ச்சி வடிகட்டவும். அரையணா எடை வீதம் 5 நாள் 10 வேளை உள்ளே கொடுக்கத் தீரும். அகபத்தியம் புளி நீக்கம், உப்பு வறுத்து உணவில் சேர்க்கவும்.

எனது அனுபவம்: இம்மருந்து முடித்தபின் சில நாள் கழித்து வைர குளிகையால் மூன்று நாள் கடும் பத்தியம் போட்டால் இரு மாதங்களில் நோய் குணமாகிறது.

வெடி உப்பு பற்பம்:

- குன்மம் 8 தீர

வெடியுப்பு ஒரு பலம் அளவு எடுத்து, குப்பமேனிச்சாறு விட்டு ஒரு சாமம் அரைத்து வில்லை தட்டி 60 நாழிகை நன்றாக நிழலில் காயவைக்கவும். ஒரு கலயத்தில் குப்பமேனி இலையைப் பரப்பி அதன் மீது உப்பு வில்லைகளை வைத்து அதன் மீது குப்பமேனி இலையை வைத்து மூடவும். கலயத்திற்கு சீலை மண் செய்து கோழிபுடம் போட அரைத்த வெடியுய்ப்பு கல்லுப்பு போல் குப்பமேனி இலையில் பற்பமாக படித்திருக்கும். இதை அரவை செய்து சீசாவில் சேமிக்கவும். அரிசி எடை நீராகரத்தில் கலக்கிக் கொடுக்கத் தீரும்.

எனது அனுபவம்: நிற்காத சத்திகுன்ம வாந்திக்கு, அல்லை வலிகளுக்கு கைகண்ட மருந்து.

- வாய்வு இளகியம்;

கிராணி, பார்ச வாய்வு, அதிசாரம், புளித்த ஏப்பம், வயிற்றில் உள்ள கிருமிகள் செத்திட, அனைத்து வாய்வும் தீர.

திரிகடுகு, திரிபலாதி, முத்தாக்காசு, வாய்விலங்கம், ஓமம், இந்துப்பு, கடுகுறோகினி, அதிவிடயம், நறுக்குமூலவிதை, நறுக்குமூலவித்து (நன்னாரி), நிலவாகை வேர், வேம்பின் ஈக்கு, புளியின் ஈக்கு, கருப்பட்டி இவைகள் 1வராகன் எடை அளவு எடுத்து உரலில் இட்டுக் கம்பியால் நைய இடித்துக் கொள்ளவும். மருந்தினை சட்டியில் இட்டு மானிப்படி நெய் விட்டு அடுப்பு ஏற்றி சூடேறும் வரை கிண்டி இறக்கி வைக்க. இளம் சூடான பின்

மானிப்படி தேன் சேர்த்துக் கிண்டி சீசாவில் சேமித்து நெல்லிக்காய் அளவு காலை, மாலை உணவுக்கு முன்பு 15 நாள் சாப்பிடத் தீரும். கைகண்ட மருந்து.

சூரணம்: பித்த வாய்வு தீர

மிளகு, திப்பிலி, ஏலம், கிராம்பு, கோஷ்டம், உலர்த்திய நிலவாகை இலை இவைகளை பொன் நிறமாக வறுத்து எடுக்கவும். சூடு ஆறிய பின் இடித்துத் துணியில் சளித்து மருந்தின் அளவுக்கு சர்க்கரை சேர்த்து இருவிரலவுப் பிடிமானம் காலை, மாலை 3 நாள் 6 வேளை சாப்பிடத் தீரும்.

இஞ்சி எண்ணை: தலையிலுள்ள நோய்கள் நீங்க

இஞ்சி-இ, வராகன் - சாறு, நல்லெண்ணெய், பசும்பால் இவை - அரைப்படி சேகரித்து வைத்துக்கொள்ளவும். நல்லெண்ணெய், பசும்பால் விட்டு 1பலம் அமுக்றாவேரினை அரவை செய்து இவைகளை ஒன்றாக்கி சட்டியில் இட்டு சிறுதீயாக எரித்துக் கால்படியாக வற்றக்காய்ச்சி கண்ணாடிப் புட்டியில் சேமித்துக்கொள்ளவும். மருந்து காய்ச்சிடும் போது பொங்கி, நுரையடித்தால் கரண்டியில் கிண்டிக்கொண்டே இருக்கவும். தீயின் அளவை சிறுத்து எரிக்கவும். வாரம் இருமுறை தலை முழுகி வரவும்.

எனது அனுபவம்: ஒரு பக்கம் முகவீக்கம், பீனிசம், கண்ணாம்பட்டை வீக்கம், கண் பார்வையில் படலமாக தெரிதல், கண் பளிச்சிட்டு ஒளிவீசும், பல்கட்டுகள் கொடுகொடுவென்ற வலி தீரும். பலகறை பற்பம் நெய், பொண்ணாங்கன்னி சாறு தேன் கலந்து நோயறிந்து - ஒரு மண்டலம் கொடுக்கவும்.

விடாதத் தலைவலித் தீர

கொடிவேலிவேர், பிரம்பன் கிழங்கு (பனை கிழங்கு), சாதிக்காய் இவைகளை சம அளவு சேர்த்து அரைப்படித் தண்ணீரில் போட்டு மானிப்படியாக வற்ற வைத்துக்கொள்ளவும். இதனை ஒரு சங்கு அளவு 6 வேளை, காலை, மாலை இருவேளை மூன்று நாள் கொடுக்கவும். புளி நீக்கி, சங்க இலையில் உப்பினை வறுத்து உணவு சமைக்கவும். கசாயத்தை மூன்று நாள்களுக்கு

வைத்திருக்க ஏதுவாக தினமும் மூன்று வேளை அடுப்பில் சூடேற்றிக்கொள்ளவும். இல்லையென்றால் சளித்துக் கெட்டுவிடும்.

சன்னி எண்ணை:

- சன்னி, தோசம், தொந்திப்பு, வயிறு பெருத்து வாதத்தில் பித்தம் சேருதல், முகம் இடது, வலது புறம் இழுத்துக்கொள்ளுதல், காது மந்தம், நாக்கு உள்ளிழுத்தல், கண் வெட்டுதல், புருவம் முகத்துடன் இழுத்துக் கொள்ளுதல் நீங்க.

சாதிலிங்கம், ஊசிக்காந்தம், பூரம், வீரம், தாளகம், திப்பிலி, இவைகள் 1வராகன், மஞ்சள் 2வராகன். வேப்பெண்ணெயில் மருந்துகளை அரவை செய்து ஒரு துணியில் பொட்டலமாகக் கட்டிடவும். இந்தப் பொட்டலத்தை வேப்பெண்ணெய் ஊற்றி நனைத்துக் கம்பியில் சொறுகி நெருப்பு மூட்டவும். எண்ணை சொட்டுச்சொட்டாக இறங்க ஏதுவாக பொட்டலம் தொங்குவதற்கு நேர் கீழாக வாய் அகலமான சட்டியை வைத்து அதில் கால்படி வேப்பெண்ணெய்யை ஊற்றி வைக்க. தீ எரியும் பொட்டலத்தில் எண்ணெயைச் சிறுகச்சிறுக ஊற்றிட தீ மளமளவென எரிந்து சுடராக இறக்கும். எண்ணெய் கருஞ்சிவப்பாக நிறம் மாறுவது அறிந்து தீயில் எண்ணெயை ஊற்றி எரிவதை நிறுத்தவும். சூடு ஆறிய எண்ணையை சீசாவில் சேமிக்க. இந்த மருந்தினை முக்கால் துட்டு எடை, 3 நாள் 6வேலை அந்தி சந்தி கொடுக்கவும். இதே எண்ணெயை வாரம் ஒரு முறை உடல் முழுவதும் சூடு பறக்கத் தேய்த்துக் குளிக்கவும். கை கண்ட மருந்து. இம்மருந்து கதிர்வேல் சாமிகள் அருளியது.

சுரத்திற்கு கசாயம்

இந்திரசடையை பிட்டவியல் செய்து அதை சாறு பிழிந்து அதில் 1வராகன் மிளகு, ஏலம் இவைகளை தூள் செய்து அதில் கலந்து 3 நாள் 6 வேளை கொடுக்கத் தீரும்.

உஷ்ண வாய்விற்கு

சீந்தில்கொடி வேரினை ஒரு பலம் எடுத்து பஞ்சு போல் தட்டி, ஒரு படி தண்ணீரில் போட்டு அரைக்கால்படியாக வற்ற வைத்து மூன்று வேளை காலையில் மட்டும் கொடுக்கத் தீரும். இம்மருந்து

சாப்பிடும் போது வயிற்றுப்போக்கு கண்டால் சுக்குக் கசாயம் கொடுக்கவும்.

சொத்தைப்பல், எகிறு கொப்பளம் வலி நீங்க

அவுரி இலை ஒரு பிடிச்சபிடி பிடிங்கி வந்து அரைப்படி தண்ணீரில் போட்டு கால்படியாக வற்ற வைத்துக் காலையில் எழுந்தவுடன் வெந்தும்பலான இந்தக் கசாயத்தில் வாய் கொப்பளிக்கவும். மூன்று நாள் செய்திட நோய் நீங்கும்.

எகிறு வீக்கம் தீர

துத்தி இலை கைபிடித்தளவு எடுத்து கால்படித் தண்ணீரில் போட்டு -வ- பலம் உப்பு சேர்த்துக் கொதிக்க வைத்து வாய் கொப்பளித்து வர நீங்கும்.

பித்தத்தால் கண்ட வயிற்று வலி தீர

வெப்பாலை அரிசி பலம் -இ, சீரகம் பலம் -வ, செப்பு நெருஞ்சி ரு -பலம் அளவு சேகரித்து இவைகளை இடித்துச் சாறு பிழிந்து சட்டியில் இட்டு நன்றாகக் கொதிக்கவிட்டு கசாயமாக வடித்து 3 நாள் 6 வேளை கொடுக்கத் தீரும்.

பேதி மாத்திரை: பக்கிரி முறை, வயிற்றுக் கிருமி சாக

இரசம், கந்தகம், வெங்காரம், நீர்வளம் (சுத்தி செய்தவை) இவை நான்கும் பலம்-வ, எடுத்து இளநீரில் ஒரு சாமம் அரவை செய்து உளுந்த பருப்பு அளவு உருண்டை செய்து நிழலில் உலர வைக்கவும். சிறியவர்களுக்கு அரை மாத்திரை, பெரியவர்களுக்கு தேக திடமறிந்து இரண்டு மாத்திரை தூங்கும் முன் கொடுக்க. பெரியவர்களுக்கு தேனிலும், சிறியவர்களுக்கு இஞ்சி, தேன் (அ) அமிர்தப்பாலில் உரசிக்கொடுக்கவும்.

பேதி முறிவு:

சுட்ட கரியுடன், ஆவாரை இலையை அரைத்து பசு மோரில் கலந்து கொடுக்கவும். கால் பாதம் நனையும்படி அரை நாழிகை குளிர்ந்த நீரில் வைக்கவும். மீறினால் மூன்று குடம் பச்சைத்தண்ணீரில் தலை முழுக்க நன்றாக நனைத்துக் குளித்து, மோர் கஞ்சி குடிக்க நிற்கும். உடல் தெம்பாகும்.

விரோசன பேதி முறை:

* வயிற்றுப் பொறுமல், வயிறு மொடமொடவென ஓசை தீர.

வெள்ளைக் காக்கனத்திவேர், திப்பிலி 1வராகன், மிளகு 2வராகன் எடுத்து தண்ணீர் விட்டு அரவை செய்து ஒரு சங்கு அளவு பச்சத்தண்ணீரில் கலக்கிக் குடிக்க பேதியாகும். 3நாட்களுக்கு இச்சாபத்தியம் இருக்கவும்.

பித்த சுரத்திற்கு கசாயம்

1. கோரைக்கிழங்கு, சந்தனத்தூள், விளாமிச்சிவேர், சீந்தில்கொடி, நன்னாரிவேர், கோஷ்டம், இலுப்பைப்பூ, ஏலம், அதிமதுரம் இவைகளை சம அளவு எடுத்து சட்டியில் போட்டு கால் நாழிகை தண்ணீரில் ஊற வைக்கவும். அதன் பின்னர் அரைப்படித் தண்ணீரில் போட்டு அடுப்பில் ஏற்றிச் சிறு தீயாக எரித்து நான்கில் ஒரு பங்காக வற்றவைக்கவும். மருந்தினை பிள்ளைப்பால், தேன் சேர்த்து ஒரு சங்கு அளவுக்கு 3 நாள் 6 வேளை கொடுக்கவும்.

2. வேம்பு, புளி, மாவிலிங்கம், நொச்சி இவைகளின் ஈர்க்குகள் 1பலம், பொடுகுதழை, வேலிப்பருத்தி இவைகளை பொன்னிறமாக வறுத்து, அதில் 1வராகன் திப்பிலி, கோஷ்டம் சேர்த்து ஒரு படி தண்ணீரில் இவைகளைப் போட்டு, எட்டில் ஒரு பங்காக காய்ச்சி 3 நாள், 6 வேளை கொடுக்கவும். புளித்தள்ளிச் சாப்பிடவும்.

பித்த வாந்தி தீர

கருமஞ்சள், மரமஞ்சள், சரக்கொன்றைப்பட்டை, பரங்கிப்பட்டை, திப்பிலி, கோஷ்டம், அதிமதுரம், இவைகளை ஒரு வராகன் எடை வீதம் எடுத்து இடித்து, துணியில் சலித்து ஒரு படி தண்ணீரில் போட்டுக் கால்படியாக வற்றவைத்து 3 நாள் 6 வேளை சாப்பிடத் தீரும். கைகண்ட மருந்து.

வாத சுரத்திற்கு கசாயம்

சிறுதேக்கு, சுக்கு, திப்பிலி, செவியம், வெள்ளருகு, மலைவேம்பு, முருங்கைவேர்பட்டை, கழற்சிவேர், கண்டங்கத்திரிவேர், பேராகுட்டிவேர், சித்தரத்தை, மாவிலிங்கம் வேர்ப்பட்டை, அரத்தை (பேரரத்தை), சிறுகாஞ்சாரிவேர், சதகுப்பை,

விஷ்ணுகிரந்திவேர் இவைகளை படி தண்ணீரில் போட்டு கால்படியாக வற்ற வைத்து 3 நாள் 6 வேளை குடிக்கவும். உணவில் புளி நீக்கி, உப்பு சங்க இலையில் வறுத்துக் கொள்ளவும்.

பித்த சுரத்திற்குக் கசாயம்

விளாமிச்சிவேர், அதிமதுரம், செவ்வல்லி வேர்ப்பட்டை, கோஷ்டம், நன்னாரி, நிலவாகை, பேரீச்சம், சீரகம், கொத்தமல்லி, தும்பை வேர், யானைத்திப்பிலி, நெல்லிக்காய், நீர்முள்ளி வித்து, திப்பிலி, சுக்கு, கோஷ்டம், கோரோசனை இவைகளை ஒரு படி தண்ணீரில் போட்டுக் கால்படியாக வற்றக்காய்ச்சி காலை, மாலை இருவேளை இருநாள் கொடுக்கவும்.

சளியால் ஏற்படும் சுரத்திற்கு கசாயம்

சுக்கு, திப்பிலி, கிராம்பு, அக்ராகாரம், நீர்முள்ளி வித்து, கடுக்காய் இவை அனைத்தும் 1வராகன், ஆடாதொடா இலை, முந்திரிப்பழம், கண்டங்கத்தரி இலை இவைகள் இரண்டு கைப்பிடி அளவு எடுத்து படி தண்ணீரில் போட்டுக் கால்படியாக வற்றக்காய்ச்சி கசாயமாக இறக்கி வைக்கவும். பெரியவர்களுக்கு இரண்டு சங்கு அளவும், சிறியவர்களுக்கு அரை சங்கு அளவுக்கு கோரோசனையில் உரசிக் காலை, மாலை இருவேளை 3 நாள் 6 வேளை கொடுக்கத் தீரும்.

உப்பு சூரணம்: குன்ம வாய்வு, சோகை, காமாலை தீர

உப்பு கால்படி, சிறு குமுட்டிக்காய் கால்படிச் சாறு, எருமை மோர், வ-படி எடுத்து, வலையலுப்பு, இந்துப்பு, சவுட்டுப்பு, வெடியுப்பு, இவைகள் -வ- பலம் சேர்த்து ஒரு சட்டியில் போட்டு பூவரசம் குச்சியால் கிண்டி வரவும். சர்க்கரை பாகு பதம் வரும்போது அதை இறக்கிச் சீசாவில் சேமித்து வைக்கவும். சுண்டைக்காய் பெருமானம் புளிச்ச தண்ணீரில் கலக்கி சாப்பிடவும்.

சீரக சூரணம்:

- பித்தத்தால் வரும் நோய், கிறுகிறுப்பு, உடல் சூடு, வாயு, எரிச்சல், கைகால் வெலவெலவத்துப் போவது நிற்க.

சீரகம் 5 பலம் எடுத்து அதை இஞ்சிச் சாற்றில் 60 நாழிகை ஊறப் போட்டு, நிழலில் உலரவைக்கவும். ஏலம், சுக்கு, மிளகு, திப்பிலி, கோஷ்டம், நெல்லி வற்றல், நெல்பொரி, வில்வம் பழம்,

இவைகளை - வ- பலம் வீதம் எடுத்து அனைத்தையும் இடித்து துணியில் சலித்துக் கொள்ளவும். இதனுடன் மருந்தின் அளவுக்குச் சர்க்கரை சேர்த்து தெள்ளுக்காய் வீதம் இருவேளை 15 நாள் சாப்பிடவும். புளி நீக்கி, அகபத்தியம்.

தாளிச்சாப்பத்திரி சூரணம்:

* இரத்தக்கடுப்பு, ஆண் பெண்களுக்கு வெள்ளை வெட்டை போதல், கல்லடப்பு தீர.

தாளிச்சாப்பத்திரி பலம்1, சுக்கு, மிளகு, திப்பிலி, கடுக்காய், தான்றிக்காய், நெல்லிக்காய், ஏலம், கிராம்பு, சாதிப்பத்திரி இவைகள் -வ- பலம் சேகரித்து, இடித்து துணியில் சலித்துக் கொள்க. அதனுடன் சர்க்கரை பலம்3 சேர்த்து கிண்டி பாத்திரத்தில் சேமிக்க. காலை, மாலை இருவேளை குருவம் தெள்ளுளவு (சுண்டக்காயில் பாதி அளவு) 15 நாள் சாப்பிடவும். அகபத்தியம் கட்டாயம்.

பஞ்சவண சூரணம்:

* அசீரண பேதி, கிராணி, வாயூரலுடன் வாந்தி, உடல் வலி, சீத சுர பாண்டு, காமாலை, திமிர் வாய், மூலம், இருமல் தீர.

இந்துப்பு, சோற்று உப்பு, பாறை உப்பு, வளையலுப்பு, சவுட்டுப்பு, நவச்சாரம், அசுமாதகம், மரமஞ்சள், திப்பிலி, மஞ்சள், நீர்முள்ளி வேர், கண்டங்கத்திரி வேர், கோஷ்டம், முத்தாகாசு, சிறுதேக்கு, கருஞ்சீரகம், நற்சீரகம், கடுகு, கடுக்காய், தான்றிக்காய், நெல்லிக்காய், வாய்விலங்கம், பெருங்காயம், கொடிவேலிவேர், அதிவிடயம், மிளகுக்கொடிவேர், ஆடுதிண்ணாபாலைவேர், பீனாரிப்பட்டை, வெப்பாலைஅரிசி இவைகள் அனைத்தும் ஒரளவு எடுத்து இடித்து, துணியில் சலித்து மருந்தின் அளவிற்கு சர்க்கரை சேர்த்துக் கொள்ளவும். இரு விரல் பிடி அளவு மருந்தினை காலை, மாலை இருவேளை நெய்யில் குழப்பி இரு வாரம் சாப்பிடத் தீரும். அகபத்தியம் கட்டாயம்.

எனது அனுபவம்: இதனுடன் வெடியுப்பு பற்பம் மதியம் வேளையில் உணவிற்கு முன் கணக்கிட்டு கொடுக்க ஐந்து நாளில் குணமாகிறது.

வல்லாரை சூரணம்:

- உடம்பு எரிச்சல், மேக காங்கை, மூல சூடு

வல்லாரைக் கொடியை பாலில் அவித்து, காய வைத்து சூரணம்செய்து துணியில் சளித்து வைத்துக் கொள்ளவும். கிராம்பு, ஏலம், சாதிக்காய், சாதிப்பத்திரி, கடுக்காய், தான்றிக்காய், நெல்லிக்காய், மாசிக்காய், தாளிச்சாப்பத்திரி இவைகள் 1பலம் எடுத்து சூரணமாக்கி இரண்டையும் கலந்திடவும், மருந்தின் அளவுக்கு சர்க்கரை சேர்த்துக் கொள்ளவும். சுண்டக்காய் வீதம் காலை, மாலையில் நெய்யில் குழப்பி இரு வாரம் சாப்பிடத் தீரும்.

சந்தன சூரணம்:

- இரத்தம் கக்குதல், இரத்தக் கழிச்சல், மேகம் 21.

சந்தனம், கோஷ்டம், நன்னாரி வேர், கடுகுறோகினி, சுத்தி செய்த சீந்தில்கொடிவேர், சர்க்கரை, கடுக்காய், தான்றிக்காய், நெல்லிக்காய், கற்பூரம், முத்தாகாசு, மஞ்சள், இலுப்பைப்பூ, முந்திரிப்பழம், அதிமதுரம், பூலாங்கிழங்கு, ஏலம், தாமரைக்கிழங்கு, நெய்த்தார்கிழங்கு, மரமஞ்சள், விளாமிச்சிவேர், நெல்லிவற்றல் இவைகள் அனைத்தும் -வ- பலம் எடை எடுத்து இடித்து, துணியில் சளித்துக் கொள்க. மருந்தின் அளவுக்கு சர்க்கரை கலந்து கொள்ளவும். காலை, மாலை இருவேளை பசுவெண்ணெயில் குழப்பி 48 நாள் சாப்பிடவும். அகபத்தியம் கட்டாயம். கைகண்ட மருந்து.

எனது அனுபவம்: வாரம் ஒரு முறை எண்ணை குளியல், புலால் சூப் சாப்பிட்டு வர நோய் விரைவாக குணமாகிறது.

சித்திர மூல சூரணம்:

- வாத, பித்த வாய்வு, பச்சவாதம் தீர.

கொடிவேலி வேர், புங்கன் வேர், ஆயிலியம்பட்டை, ஆயிலியம்வேர், இவைகளை ஒரு பலம் எடுத்து இடித்து, இதனுடன் கடுக்காய், திப்பிலி, கடுகு, கருஞ்சீரகம், இவைகள் 5 வராகன் எடை வீதம் சேர்த்து இடித்து, சளித்து இரு மருந்துகளையும் ஒன்றாக்கிச் சுண்டக்காய் வீதம் ஒரு மண்டலம் சாப்பிடத் தீரும். அகபத்தியம். கைகண்ட மருந்து.

வச்சிரவல்லி சூரணம்:

- கபால வாயு, குன்ம வாய்வு, தாகம், நாவறட்சி, பித்த சூடு, வெட்டை, அபாணவாய்வு, மூலவாய்வு, கோர வாய்வு தீர.

திரிகடுகு, திரிபாலை, கல்லுப்பு, ஏலம், இலவங்கம், சித்தரத்தை, திப்பிலி, கருஞ்சீரகம், நற்சீரகம், பரங்கிப்பட்டை, அக்ராகாரம், இந்துப்பு, கிராம்பு, அமுக்றாவேர், இவைகள் வகைக்கு 3வராகன் வீதம் எடுத்து இடித்துத் துணியில் சளித்துக்கொள்ளவும். அதனுடன் கடுகுறோகினி, பொரித்த வெங்காரம், சுத்தி செய்த ஓமம், நவச்சாரம், சுத்தி செய்த கல்மதம் இவைகள் 1வராகன் எடுத்து இடித்து, துணியில் சளித்து இரண்டையும் ஒன்று சேர்க்க. முற்றின பிரண்டையைத் தட்டி வெயிலில் காயவத்து இடித்து 3வராகன் எடுக்கவும். மேலுள்ள மருந்துடன் இதனைச் சேர்த்து மருந்தின் அளவிற்கு சர்க்கரை கலந்து புட்டியில் சேகரிக்க. இரண்டு விரல் பிடி அளவு எடுத்து உடல் திடமறிந்து தேன் (அ) பசும்பால் (அ) நெய்யில் குழப்பி காலை, மாலை வேளையில் சாப்பிடுவதற்கு முன்பு ஒரு மண்டலம் சாப்பிட்டு வரத் தீரும். அகபத்தியம் தள்ளினால் விரைவில் நோய் குணமாகும். கைகண்ட மருந்து.

கூல்பாண்ட சூரணம்:

- மேகம், பவுத்திரம், மூலம், மூத்திரப்பானை, கிரீச்சானம், கோழிக்கழிச்சல், பெரும்பாடு, வெள்ளைக் கடுப்பு, மேககாங்கை, கல்லடைப்பு, நீரடைப்பு தீர.

பெரும் பூசணிக்காய் ஒன்றினை நறுக்கி பிட்டவியாலாக்கிச் சாறுபிழிந்து சக்கையினை நன்றாக நிழலில் காய வைத்து எடுத்து, அரைப்படி பசு நெய்விட்டு நன்றாக வறுக்கவும். சூடு ஆறிய பின்பு இடித்து, துணியில் சளித்துக்கொள்க. இதனுடன் கடுக்காய், தான்றிக்காய், திரிகடுகு, அதிமதுரம், ஏலம், இலவங்கம், செண்பகப்பூ, சுத்தி செய்த கல்மதம், நற்சீரகம் இவைகள் 1வராகன் அளவு எடுத்து இடித்து, துணியில் சளித்து இரண்டு சூரணத்தையும் கலந்து மருந்தின் அளவிற்கு சர்க்கரை சேர்த்து சீசாவில் சேமித்து ஒரு மண்டலம் சாப்பிடத் தீரும். கைகண்ட மருந்து.

அக்கினி சூரணம்: மந்தம், பொறுமல், கிராணி தீர

கொடிவேலி வேர், சிறுதேக்கு, திரிகடுகு, ஓமம், ஆனைத்திப்பிலி, கோஷ்டம், இந்துப்பு இவைகள் ¼ பலம். பெருங்காயம், வசம்பு,

அடுப்புக்கரி இவைகள் ½ பலம் எடுத்துக் கொள்க. இரண்டையும் சேர்த்து இடித்துத் துணியில் சளித்து மருந்தின் அளவிற்குச் சர்க்கரை சேர்த்துக் கொள்க. மூவிரலில் சிக்கும் அளவிற்கான மருந்தினை எடுத்து 15 நாள் வெந்நீரில் கலக்கி சாப்பிடத் தீரும்.

மேகசூரணம்: சிலேப்பனம் (இருமல்) 96-க்கும் மருந்து

வெள்ளாட்டு உதவியை (சினையான ஒரு மாதக் கருப்பை) ஓடும் ஆற்று நீரில் நன்றாக கழுவி, சிறு துண்டுகளாக்கி வெயிலில் நன்றாக காய வைக்கவும். அதனை நன்றாக வறுத்து, இடித்து, துணியில் சளித்து 1பலம் எடுத்துக் கொள்ளவும். இதனுடன் குங்குமப்பூ, கோரோசனை, திப்பிலி, ஓமம், சித்தரத்தை, சீரகம், கிராம்பு, சுத்தி செய்த மனோசீலை, நெல்பொரி, கோஷ்டம் இவைகள் 1வராகன் எடை வீதம் எடுத்து இடித்து, சளித்துக் கலக்கவும். இரண்டு சூரணத்தையும் ஒன்றாக்கி நெல்லிக்காய் அளவு பசு நெய்யில் காலை, மாலை சாப்பிடத் தீரும்.

இரவு இருமல் தீர

சித்தரத்தை தூள் 2வராகன், 1பலம் கேழ்வரகு மாவு, கருப்பட்டி, தேங்காய், அரை வராகன், அரை தேக்கரண்டி மிளகுத்தூள் இதனுடன் மானிப்படி நல்லெண்ணெய் சேர்த்து கிண்டி 2நாழிகை புழுங்க வைத்து தூங்கும் முன் சாப்பிட்டு விட்டு தண்ணீர் குடிக்காமல் படுக்கவும். கையில் பிடித்தாற்போல் இருமல் நிற்கும். கை கண்ட மருந்து, கதிர்வேல் சாமிகள் அருளியது.

நிலவாகை சூரணம்:

- கபம், வாய்வு, பித்த உஷ்ணம், வயிறு பொறுமல், வாந்தி, விக்கல் தீர

நிலவாகை, சுக்கு, மிளகு, வாய்விலங்கம், ஓமம் இவைகள் ½ பலம் அளவு சூரணமாக்கி மருந்தின் அளவுக்குச் சர்க்கரை சேர்த்து மூன்று விரல் பிடிக்கும் அளவு மருந்தினை காலை, மாலை சாப்பிட்டு வரத் தீரும். அகபத்தியம், புகை தள்ளு.

பித்தக் கிறுகிறுப்பு எண்ணை:

வேப்பெண்ணெய் கால்படி, அதில் பாதி நல்லெண்ணெய், அதில் பாதி தேங்காய் எண்ணெய் எடுத்துக்கொள்ளவும். இந்த எண்ணெயில் உலர வைத்த நொச்சி, துளசி இலைகளை -ளு-

பலம் போட்டு நன்றாகக் காய்ச்சி வடிக்கட்டி கண்ணாடி புட்டியில் வைத்துக்கொள்ளவும். அரைச்சங்கு அளவு, காலை, மாலை இருவேளை 3 நாள் 6 வேளை சாப்பிடத் தீரும். அகபத்தியம், புகைத் தள்ளவும்.

இராச அமுர்தாதி சூரணம்:

- கைகால் உளைச்சல், உள்ளுருக்கி, எலும்புருக்கி, கரப்பான், வாத, பித்த உஷ்ணம், வாய்வு தீர.

ஏலம், இலவங்கம், அதிமதுரம், நற்சீரகம், மகரப்பூ, கடுகுறோகினி, ஓமம், வால்மிளகு, திப்பிலி, வாய்விலங்கம், குங்குமப்பூ, சடாமாஞ்சிவேர், நிலவாகைவேர் இவைகளை ஓர்நிறையாகத் தயாரித்து சூரணம்செய்து, மருந்தின் அளவிற்குச் சர்க்கரை சேர்த்து இருவேளை 15 நாள் சாப்பிட்டு வரத் தீரும். அகபத்தியம், புகைத் தள்ளவும்.

அமுக்றாவேர் சூரனாம்:

- மந்தவாய்வு, வயிற்று வலி, வாத, பித்தம், உப்பிசம், நெஞ்செரிச்சல், வாந்தி, ஈளை, இருமல், காசம், சயம் தீர.

சுத்தி செய்த அமுக்றாவேர் 1பலம் சுக்கு, ஏலம், கூகைநீர் இவைகள் ¼பலம், கிராம்பு, சிறுநாகப்பூ இவை 1பலம், திப்பிலி 4பலம், மிளகு 2பலம் இவைகளை சூரணம்செய்து சர்க்கரை பலம் 2சேர்த்து, தேன், இஞ்சிச்சாற்றில் கலந்து, சுண்டக்காய்க்கு குறைவான அளவு குழப்பி இருவாரம், இருவேளை சாப்பிடவும்.

மதுருதி சூரணம்:

- பித்த நெஞ்செரிவு, கிறுகிறுப்பு, பித்தவாந்தி தீர.

அதிமதுரம், கோஷ்டம் விலாமிச்சி வேர், தக்கோலம் (அன்னாச்சிப்பூ), ஏலம், சிறுநாகப்பூ, கொத்தமல்லி, சிறுதேக்கு, மிளகு, கடுக்காய், தான்றிக்காய், நெல்லிக்காய், கூகைநீர், முத்தாக்காசு, திப்பிலி, இலவங்கம், நன்னாரி வேர், சீரகம் இவைகளை வகைக்கு 1வரகான் எடை எடுத்து இவைகளைப் பொன்னிறமாக வறுத்து, இடித்துத் துணியில் சளித்து மருந்தின் அளவிற்கு சர்க்கரை சேர்த்து மருந்தினை அமாவாசைக்கு துவக்கி பௌர்ணமிக்கு முடிக்க நோய் தீரும்.

சாரண சூரணம்:

- அனைத்து வாய்வும் தீர.

காய்ந்த முக்கரைச்சான்வேர், திப்பிலி, இவைகள் 1பலம் எடுத்து வெள்ளாட்டம் பாலில் 30நாழிகை ஊறவைத்து நிழலில் உலர்த்திடவும். நன்றாகக் காய்ந்தது அறிந்து 1பலம் இஞ்சி எடுத்து சாறு பிழிந்து அச்சாற்றில் மேல்படி மருந்தினை பிசறி நிழலில் உலர்ந்தி, காய்ந்தப் பின்னர், இடித்து சளித்துக் கொண்டு மருந்தின் அளவுச் சர்க்கரை கூட்டி, 48 நாள் சாப்பிட்டு வரத் தீரும். கைகண்ட மருந்து.

சண்டமாருத இளகியம்:

- சகல இருமல், கடும் காய்ச்சல் கண்டு, பசி காணது அசாத்தியம், கை கால் உலைச்சல் தீர.

கண்டங்கத்திரி, மிளகுதக்காளி, பீச்சங்கம், ஆடாதொடா,துளசி இவைகள் ஒவ்வொன்றிலும் மானிப்படிச் சாறு எடுத்து ஒன்றாக்கி இரும்புச் சட்டியில் சுண்டக்காய்ச்சவும். இதற்கு முன்பாக திப்பிலி, சித்தரத்தை, சுக்கு வகைக்கு 10வராகன் எடுத்து இடித்து, துணியில் சளித்து சட்டியில் காய்ச்சும் மருந்துடன் சேர்த்துக் கிண்டவும். நன்றாகக் கிண்டிய பின் அதில் பசு நெய் மானிப்படி சேர்த்துக் கிண்டவும், மெழுகுபதம் கண்டவுடன் 1பலம் கருப்பட்டி பாகு செய்து அதில் கலந்து கிண்டி இறக்கிடவும். இளம்சூட்டில் 1பலம் தேன் விட்டு நன்றாகக் கிண்டி சீசாவில் சேமிக்கவும். குருவம்தெள்ளவு காலை, மாலை சாப்பிட்டு வரத் தீரும். வாய்வு பதார்த்தம் தள்ளவும், அகபத்தியம். கைகண்ட மருந்து.

முயல்கறி லேகியம்:

- சயம், இளைப்பு, இருமல், காசம் தீர.

சித்தரத்தை கால் பலம், பரங்கிப்பட்டை அரை பலம், தாளிச்சாப்பத்திரி பலம்1, இலவங்கம், கடுக்காய், தான்றிக்காய், நெல்லிக்காய் பலம்1/4, மிளகு பலம்5 இவைகளை இடித்து துணியில் சளித்து வைத்துக்கொள்ளவும், சர்க்கரை பலம்75, முயல்கறி பலம்10, தூதுவளைசாறு பலம்1, கண்டங்கத்திரிசாறு பலம்2 கணக்கில் சேகரிக்கவும். முயல்கறியை நன்றாகக் கழுவி, சட்டியில் போட்டுச் சுண்ட வறுக்கவும். அதில் கால் படி நெய் விட்டு வறுக்கவும். கறி நன்றாக நெய்யில் வெந்தவுடன் சளித்து

வைத்துள்ள மருந்துகளைப் போட்டுக் கிண்டவும். சட்டியில் கிண்டும் மருந்து சிவந்த மேனி கண்டவுடன் இறக்கி வைத்துச் சூடு குறைந்த பின் கால் படி தேன் விட்டுக் கிண்டி கண்ணாடிப் புட்டியில் சேமித்துக் குருவம் தெள் அளவு, காலை, மாலை இருவேளை 48 நாள் சாப்பிடத் தீரும். கைகண்ட மருந்து.

இருமல் தீர

மிளகரணையை (இலை) சூரணம்செய்து சூரணத்தின் பாதி அளவு கடுக்காய், திப்பிலி, சுக்கு இவைகள் இடித்துக் கலந்து சாயங்காலம் சாப்பிட்டு வரத் தீரும்.

கட்டுவாதி லேகியம்:

* இரத்தக்கடுப்பு, சீதக்கழிச்சல் தீர.

அதிவிடயம், கடுக்காய்ப்பூ, மாசிக்காய், நன்றாக உலர்ந்த மாதுளம் பழத்தோல், சாதிக்காய், இலவங்கப்பட்டை, போஸ்தக்காய், மாங்கொட்டைப்பருப்பு, புளியங்கொட்டைத்தோல், அபினி, கோஸ்டம், பனைவெல்லம் இவைகள் 1வராகன் வீதம் எடுத்து மொத்தமாக இடித்து சலித்துக்கொள்ளவும். நெய் மானிப்படி எடுத்து அடுப்பில் வைத்து உருகவிட்டு அதில் பனை வெல்லத்தினை போட்டுக் கிண்டி இறக்கி வைக்கவும். மிதமான சூட்டில் இடித்த மருந்தினைப் போட்டுக் கிண்டி சீசாவில் சேமிக்க. பெரியவர்களுக்கு சுண்டைக்காய் வீதமும், சிறியவர்களுக்கு துவரம் பருப்பு வீதம் மூன்று வேளை மூன்று நாள் கொடுக்கத் தீரும்.

இருமல் தீர லேகியம்

மிளகு, சீனாகற்கண்டு இவை 1பலம் எடுத்து இடித்து நெய் மானிப்படி எடுத்து சட்டியில் போட்டு உறுக்கி, இடித்த பொடியினை போட்டுக் கிண்டி 48 நாள் சாப்பிட்டு வரத் தீரும். அகபத்தியம்.

சயம் தீர லேகியம்:

சாதிக்காய், சுத்தி செய்த சுக்கு 1பலம் எடுத்து இடித்து அதை அரச இலைக்குள் வைத்து பட்டு நூலால் சுற்றி பசுவெண்ணெயில் வேகவிட்டு எடுத்து நூலினை அப்புறப்படுத்தவும். அபினி, சுத்தி செய்த குல்லங்கஞ்சைப்பு, பனங்கற்கண்டு 1பலம் சேர்த்து மேலுள்ள மருந்தினை நான்கு சாமம் அரவை செய்து சீசாவில்

பத்திரப்படுத்தி, சுண்டைக்காய் வீதம் பதினைந்து நாள் இருவேளை சாப்பிடவும். புளித்தள்ளவும், சங்கஇலையில் உப்பு வறுத்துப் பயன்படுத்தவும், அகபத்தியம்.

குல்லைகஞ்சைபூ (கஞ்சா) சுத்தி முறை: விதை, காம்புகளை நீக்கியபின், ஒன்பது முறை தண்ணீரில் நனைத்துப் பிசைந்து எடுக்கவும். அதனை உலர்த்தி நெயில் பொன்னிறமாக வறுத்து எடுக்க.

கண்டங்கத்திரி சூரணம்:

- ஈளை, இருமல் தீர

கண்டங்கத்திரி விதை, அமுகுறாவேர், திப்பிலி வகைக்கு ½ பலம், இவைகளை இடித்து சூரணமாக்கி பசுவெண்ணெய் விட்டு அவித்து அதனை நிழல் காய்ச்சலாக உலர்த்திக்கொள்ளவும். மருந்தளவிற்கு சர்க்கரை சேர்த்து அரவை செய்து சீசாவில் சேமிக்க. சுண்டக்காய் வீதம் 10 நாள் 20 வேளை சாப்பிடத் தீரும். புளி தள்ளவும், சங்க இலையில் உப்பு வறுத்துப் பயன்படுத்தவும், அகபத்தியம்.

ஆடாதொடா சூரணம்:

- ஈளை, இருமல்

நிழல் காய்ச்சலாக காய்ந்த ஆடாதொடா இலை, கண்டங்கத்திரி இலை, துளசி இலை, கடுக்காய், அதிமதுரம் வகைக்கு 1பலம் வீதம் எடுத்து சூரணம்செய்து பசு நெய்யில் குழப்பி 15 நாள் இருவேளை சாப்பிடத் தீரும். உணவில் புளி தள்ளவும், உப்பு சங்கஇலையில் வறுத்துக் கொள்க, அகபத்தியம்.

நொச்சி லேகியம்:

- வாய்வு தீர

ஏலம், கிராம்பு, சுக்கு, திப்பிலி, பூடு, வகைக்கு 4வராகன், எடுத்து இடித்து சளித்துக்கொள்ளவும். இஞ்சி 4வராகன் சாறு பிழிந்து கொள்ளவும். நொச்சி இலைச்சாறு ½ படி பிழிந்து அதைச் சட்டியில் இட்டு சுண்டக்காய்ச்சி, அதில் இஞ்சிச்சாற்றை விட்டுக் கிண்டிடவும். சாறு சுண்டும் போது மேலுள்ள பொடியைப்போட்டுக் கிண்டவும். கழி போல் வரும் போது கருப்பட்டி½ வீசையை தூள் செய்து அதனுள் இட்டுக் கிளறவும். மெழுகு பக்குவம் வருதுவது அறிந்து இறக்கி தேன் மானிப்படி

சேர்த்துக்கிண்டி ஆறிய பின் இலகியத்தை கண்ணாடி பாத்திரத்தில் சேமிக்க. சுண்டக்காய் வீதம் காலை, மாலை 15 நாள் சாப்பிட்டு வர, தீரும். கைகண்ட மருந்து.

வெட்டிவேர் எண்ணை:

- கண் புகைச்சல், காது மத்துவம், மண்டை சூலை, பீனிசம் தீர

விளாமிச்சிவேர் 5பலம், நன்னாரிவேர் ¼ பலம் எடுத்துத் தூள் செய்து ஒரு படித் தண்ணீரில் போட்டு அரைக்கால்படியாக வற்றவைக்கவும். அதில் கால்படி நல்லெண்ணெய் விட்டு மீண்டும் கொதிக்க வைத்து அதில் தூள் செய்த 5பலம் அதிமதுரத்தை போட்டுக் காய்ச்சி இறக்கி வைக்க. சூடு ஆறிய பின் வடிகட்டி சீசாவில் சேமித்து வாரம் ஒரு முறை குளிர தேய்த்துத் தலைகுளித்து வரத் தீரும்.

எனது அனுபவம்: விளாமிச்சிவேர் நன்னாரிவேர்களை பாத்திரத்தில் தண்ணீர் ஊற்றி ஊரல் போடவும். விளாமிச்சிவேர் மிதக்காமல் இருக்க கல் தூக்கி வைத்து தண்ணீரில் மூழ்க குறைந்தது ஐந்து மணி நேரம் வைத்து பின்னர் அடுப்பேற்றி வற்றவைக்கவும்.

அணைக்காட்டாதூர் எண்ணை:

- மேக இரணம் 21, கண்டமாலை, பவுத்திரம், மூலம், முடக்கு பிடிப்பு, மேகவாய்வு, மேக ஊரல், மேகடலம், கிராந்தி, பீனிசம் தீர.

கரப்பான், பொன்னாங்கன்னி, நிலக்கடம்பு, ஊணாங்கொடி, நிர்பிரமி, முடக்காத்தான், செருபடை, வெள்ளருகு, முசுமுசுக்கை, புங்கம்வேர், ஈராங்காயம், பழச்சாறு இவைகள் வகைக்கு 5பலம் வீதம் சாறு எடுத்து, சர்க்கரை 2பலம், விளக்கெண்ணெய் மானிப்படி இவைகளை அதனுடன் சேர்த்துக் காய்ச்சி வடிகட்டி சீசாவில் சேமிக்க. தேக்கரண்டி வீதம் காலை, மாலை 15 நாள் சாப்பிடத் தீரும். அதே எண்ணெயை வாரம் இருமுறை ஒரு மாத காலம் தலைமுழுகி வரத் தீரும்.

குமரித் எண்ணை:

- அஸ்திசுரம், மேகவெட்டை, பித்தவறச்சி, பித்தபாண்டு, வெளுத்த ரோகம் மாறிட.

சோற்றுக்கற்றாழை, பசும்பால், நல்லெண்ணெய் இவைகள் தனித்தனியாக அரைப்படி எடுத்துக்கொள்க, திரிகடுகு, கோஷ்டம்,

திரிபலா, சீரகம், அதிமதுரம், ஏலம், பூலாவித்து, இலவங்கப்பத்திரி மரப்பட்டை, அக்ராகாரம், கஸ்தூரிமஞ்சள், கடுகுறோகுனி, செண்பகப்பூ, மஞ்சள் இவைகள் ¼பலம் வீதம் எடுத்து ஆவின் பாலில் அரவை செய்து நல்லெண்ணெய், சோற்றுக்கற்றாழை இவைகளில் நன்றாக கலக்கிக் காய்ச்சிடவும். இதனை ஒரு கலயத்தில் சேமித்து தானியக்குதிரில் ஒருவாரம் புதைத்து வைத்து எடுத்து வாரம் ஒரு முறை தலைமுழுகி வரத் தீரும்.

பொன்னாங்கன்னித் எண்ணை:

- அஸ்தி சுரம், நேத்திர நோய், (கண் நோய்) காசம், பித்தம், உடல் சூடு தீர.

பொன்னாங்கன்னி-று, கரப்பான்சாறு, நெல்லிக்காய்ச்சாறு இவைகள் அரைப்படி சேகரிக்க. அதிமதுரம் 2பலம் எடுத்து முலைப்பாலில் அரவை செய்து கலக்கி கொதிக்கக் காய்ச்சி வாரம் ஒரு முறை தலைமுழுகி வரவும். (குளிக்கும் நாளில் ஒவ்வொரு முறையும் மருந்து தயாரித்திடவும்.)

கீழ்வாய்நெல்லித் எண்ணை:

- மஞ்சள் காமாலை, பித்தவெட்டை, வாந்தி, தலை மயக்கம் உள்சுரம் தீர.

கீழாநெல்லி கொண்டு வந்து அதை 4படித்தண்ணீரில் போட்டு ¼படியாக வற்றக் காய்ச்சி இறுத்து எடுத்துக்கொள்ளவும். அதில் நல்லெண்ணெய், பசும்பால் இவைகள் கால்படி விடவும். சீரகம் 2பலம் எடுத்து இடித்து, அரைத்து அதில் கலக்கி காய்ச்சி சீசாவில் சேமித்து வாரம் ஒரு முறை தலைமுழுகி வரத் தீரும்.

பழச்சாறு எண்ணை:

- பித்தம் 40, உடல் எரிச்சல், காந்தல் தீர.

பழச்சாறு, குமரிச்சாறு (சோற்றுக்கற்றாழை), விளக்கெண்ணெய் இவைகள் கால் படி அளவு சேகரித்து கடுக்காய் 2பலம் தூள் செய்து, சளித்து எடுத்து, மேல்லுள்ள சாற்றில் இட்டு, சாறு பாதி அளவு வற்றும் வரை காய்ச்சிட. அச்சாற்றினை கால் சங்களவு காலை நேரம் மூன்று நாள் 6 வேளை உள்ளே குடிக்கவும். இதே எண்ணெயில் வாரம் இருமுறை ஒரு மாத காலம் தலைமுழுகி வரத் தீரும்.

வாத எண்ணெய்:

- வாதம் தீர.

வேப்பஎண்ணெய், விளக்குஎண்ணெய், புங்கஎண்ணெய், நல்லெண்ணைய் வகைக்கு கால்படி எடுத்து அனைத்தையும் ஒன்றாகக் கலக்கிடவும். அதில் பெருங்காயம், பூடு, சுக்கு மிளகு, திப்பிலி, ஓமம், கிராம்பு, சதகுப்பை, கடுகுறோகினி, கொடிவேலி வேர் ¼பலம் எடுத்து இடித்து சளித்து மேல்குறிப்பிட்ட எண்ணெய்யில் போட்டு நன்றாகக் காய்ச்சிடவும். வாரம் இருமுறை உடலில் சூடு பறக்கத் தேய்த்துத் தலைமுழுகி வரத் தீரும்.

எனது அனுபவம்: உடல்வலிக்கு நன்றாக கேட்கிறது.

அனைத்து சன்னிக்குத் எண்ணை

பளிக்காதே ஒன்னமொன்றை சொல்லுகிறேன் கேள். பனைமரத்து வேர், அருகம்புல்வேர், செளித்த அரைக்கீரைவேர், சோப்பாநனையுடன் கிழங்கும், பளுத்த உலர்ந்த மிளகாய் கூடப்போட்டு, பளிங்கு சாம்பிராணி பலம் ஒன்றும் பாதகமில்லாமல் எடுத்து வை. அரைப்படி நல்லெண்ணெய்யை அடுப்பில் ஊற்றி காய்ச்சி அதில் ஆறு பண்டத்தையும் ஒன்றாக இடித்துப் போட்டு அரைப்படியாகும் போது அப்பனே எடுத்து அதில் எட்டிப்பழம் போடு. பருவமாக காய்ச்சி இறக்கி வைத்து வாரம் இருமுறை தலைமுழுகச் சன்னி தலைவைத்து படுக்காது என்றறிக.

இளைப்புத் தீர எண்ணை

நண்டு முட்டை, முசுறு முட்டை ¼பலம், கோழிமுட்டை 3, கண்டங்கத்திரி, தூதுவளை, ஆடாதொடா, குப்பமேனி இவைகளின் சாறு மானிப்படி. நல்லெண்ணெய், வேப்பெண்ணெய் வகைக்கு மானிப்படி எடுத்து மருந்துகளைப் போட்டுக் காய்ச்சிடவும். மருந்து காய்ச்சி இறக்கி வைத்து, இளம் சூட்டில் கோரோசனை போட்டுக் கலக்கவும். அந்தி சந்தி 3 நாள் 6 வேளை அரைத்தேக்கரண்டி வீதம் குடிக்க இளைப்பு தீரும். உப்பு, புளி நீக்கிப் பத்தியம்.

குழந்தைகள் சன்னி இளைப்பு தீர

கருஞ்சீரகம், கத்திரிமஞ்சள், பூடு, காத்தட்டி இலை, தூதுவளை, கண்டங்கத்திரிஇலை, பொன்னாவரைஇலை இவைகளுடன் மருள்காய், குப்பமேனி, தைவேளைவேர்,

நல்லதுளசி, முசுமுசுக்கை, இவைகள் ¼பலம், செம்முள்ளிவேர், மூக்கரச்சான்வேர் ¼பலம், முசுறுமுட்டை, நண்டுமுட்டை ¼வராகன், 1கோழிமுட்டை, இவைகளை ஒன்றாகச் சேர்த்து துணியில் பொட்டலமாகக் கட்டவும். பொட்டலத்தை ஒரு கம்பியில் கட்டித் தொங்க விட்டு வேப்ப எண்ணெயில் நனைத்து தீ மூட்டி எரிக்கவும். எரியும் சுடரில் வேப்பெண்ணெய் கால்படியை சிறுக, சிறுக விட்டுச் சுடர் தைலமாக எரித்து இறக்கவும். எண்ணை இளம்சூடாக இருக்கும் போது கஸ்தூரி மஞ்சள் 1வராகன் எடுத்து அதை அரைத்துத் தூவிக் கலக்கி, கண்ணாடிப் புட்டியில் சேமிக்கவும். முக்கால் துட்டு எடை அளவு மூன்று நாள் 6 வேளை கொடுக்கத் தீரும். கை கண்ட மருந்து.

எனது அனுபவம்: கண்டங்கத்தரி இளகியம் 25 நாள், அதன்பின் தாளபற்பம் 15 நாள் கொடுக்க நோய் அண்டாது போய் உள்ளது.

சுர வீக்கம் தீர எண்ணை

கடுக்காய், மிளகு, அமுக்றாவேர், மாவிலிங்கம்பட்டை, சோற்றுக்கத்தாழைசருகு இவைகள் வகைக்கு 1வராகன் எடுத்து இடித்து துணியில் சலித்துக்கொள்க. ஆணுக்கு பெண் நீரிலும் பெண்ணிற்கு ஆண் நீரிலும் கால்மானிப்படி அளவும் காலை, மாலை 3 நாள் 6 வேளை குடிக்கத் தீரும். மருந்து கலந்த பின் மூத்திர வாடை இருக்காது.

கலிங்காதித் எண்ணை:

* குன்மம், பக்கச் சூலை, பெருவயிர் வாதம், வாய்வு, மகோதரம், நீர்கட்டு கவிச்சிக் கட்டு, மேகம் - 21, கட்டுவாதம் தீர.

சிறுகுமுட்டிக்காய்சாறு, பசுங்கோமியம், வெள்ளாட்டங்கோமியம் கால் படியளவு இவைகள தனித்தனியாகச் சேகரிக்கவும். கடுக்காய், வால்மிளகு, சுக்கு, திப்பிலி, மிளகரணை, பூண்டு, நீர்வளம், வளையலுப்பு, இந்துப்பு, சவுட்டுப்பு, அப்பளாகாரம், நவச்சாரம் இவைகள் 1பலம் வீதம் எடுத்து இடித்து வைக்கவும். கண்டங்கத்திரிவேர், சாரணத்திவேர், தைவேளைவேர், பசுமஞ்சள் இவைகளின் சாறு 1பலம் எடுத்துக்கொள்ளவும். இஞ்சிச்சாறு, சோற்றுக் கற்றாழைச்சாறு, நொச்சிச்சாறு, இவைகள் மானிப்படி அளவு எடுத்து 1பலம் சர்க்கரை விட்டு அரவை செய்திடவும். கோமியங்களில் மேற்கண்ட சரக்குகளைப் போட்டுக் காய்ச்சிடவும். இரண்டு கொதி வந்த பினர் சித்தாமணக்கு எண்ணெய்

மானிப்படி அதில் விட்டு மெழுகு பதமாகக்காய்ச்சி தேக்கரண்டி வீதம் 9 நாள் இருவேளை சாப்பிடத் தீரும்.

எனது அனுபவம்: இம் மருந்து 30 நாட்களில் கெட்டுவிடும்.

கால் எரிச்சல், மேக காங்கை காங்கை (நெருப்பில் சுடுவது போல் எரிச்சல்) தீர எண்ணை:

சிறுகுமுட்டிவேர், அமுக்றாவேர் 2பலம், சுக்கு 5வராகன், திப்பிலி, மிளகு, கடுக்காய், நெல்லிவற்றல், தான்றிக்காய், மஞ்சள், மரமஞ்சள், கஸ்தூரிமஞ்சள், தேசாவரம், விளாமிச்சிவேர், சாரணத்திவேர், இலவங்கப்பட்டை, ஏலம், இந்துப்பு, அதிமதுரம், சாதிக்காய் இவைகள் வகைக்கு 1வராகன் அளவு எடுத்து இடித்துக்கொள்க. நல்லெண்ணெய், பசுமோர் இவைகள் அரைப்படி எடுத்து இடித்த மருந்துகளைப் போட்டு நன்றாகக் காய்ச்சி சேமிக்கவும். வாரம் இருமுறை தலை முழுகி வரத் தீரும்.

எனது அனுபவம்: பாத எரிச்சல், பாத கூச்சம், தோல் கூச்சமும் சரியாகிறது.

கொடிவேலிவேர் எண்ணை:

* சிரங்கு, கரப்பான், வெடிசூலை, அரையாப்பு, பவுத்திரம், கிராந்தி தீர.

கொடிவேலிவேர் 1பலம் எடுத்து இடித்துத் துணியில் சளித்துக் கொள்ளவும். மானிப்படி நல்லெண்ணெயில் கருப்பட்டி 1பலம் எடுத்து, இவைகளை ஒன்றாக்கி காய்ச்சிடவும். கருப்பட்டி கருகாமல் பார்த்து இறக்கவும். தேக்கரண்டி அளவு 5 நாள், 10 வேளை சாப்பிடவும். புளி நீக்கி, உணவில் உப்பு வறுத்துச் சேர்க்கவும். கடும் பத்தியம் இருந்தால் மூன்று நாளில் சரியாகும் கைகண்ட மருந்து.

வாய்வு அனைத்தும் தீர எண்ணை

சங்கன்வேர், கொழிஞ்சிவேர், கொடிவேலிவேர், மூக்கரச்சான்வேர், பரங்கிப்பட்டை, வாய்விலங்கம், சிறுதேக்கு, கொத்தமல்லி, மிளகு, 2வராகன் வீதம் எடுத்து இடித்து துணியில் சளித்து கால்படி விளக்கெண்ணெயில் போட்டுக் காய்ச்சி வடித்து அரைச் சங்கு வீதம் 15 நாள் அந்தி சந்தி சாப்பிடத் தீரும்.

எனது அனுபவம்: செமியாத பொறுமலுக்கு நன்றாக கேட்கிறது.

வெடிசூலை தீர எண்ணை

சங்கன் வேர், புங்கன் வேர், கொடிவேலி வேர் இவை மூன்றும் அரையரைக்கால் வீசை அளவு பச்சை வேராக எடுத்துக் கொள்ளவும். ஒரு படி தண்ணீரில் இவைகளை போட்டு 8 - 1 பங்காக வற்றக் காய்ச்சி 5 நாள் 10 வேளை புளி நீக்கி சாப்பிட தீரும்.

எனது அனுபவம்: இத்துடன் கெந்தக ரசாயணம் ஒரு மண்டலம் சாப்பிடவும். அகபத்தியம் கட்டாயம்.

சிரங்கு கரப்பான் தீர எண்ணை

பூவரசம், செங்கத்தாரி இவைகளின் பட்டை கண்டங்கத்திரிஇலை, நிலவாகைஇலை 1பலம் வீதம் எடுத்து ஒருபடி தண்ணீரில் போட்டு மானிப்படியாக வற்றக் காய்ச்சி அதில் மிளகு, கருஞ்சீரகம், கார்போகஅரிசி, வெள்ளப்பூடு, வசம்பு, சதகுப்பை, வலபுரிக்காய், பரங்கிப்பட்டை இவகள் 1வராகன் வீதம் எடுத்து வெள்ளாட்டம் பாலில் அரவை செய்து மானிப்படி விளக்கெண்ணெயில் கலந்து சுண்டக்காய்ச்சி முக்காத்துட்டு எடை, காலையில் மட்டும் சாப்பிடவும். இதே எண்ணெயை துணியில் நனைத்து கரப்பான் உள்ள இடங்களில் இரவில் போடவும். பகலில் சீகைக்காய் தேய்த்துக் குளித்துக் கொள்ளத் தீரும்.

சிறுகுழந்தைகள் எலும்பு உருக்கி கணை நோய் தீர

நெல்லி, நீர்முள்ளிவித்து, வெள்ளரிவித்து, பூசணிவித்து, அதிமதுரம் இவைகள் வகைக்கு 2வராகன் எடை வீதம் எடுத்து தூள் செய்து துணியில் சளித்துக் கொள்ளவும். பிள்ளைப்பால், நெய் இரண்டு சங்கு அளவு எடுத்து, அதில் கொடுப்பைவேர் (பொன்னாங்கன்னி) சேர்த்து பதமாகக் காய்ச்சி வடித்து ஒரு தேக்கரண்டி வீதம் 3 நாள் 6 வேளை உள்ளே கொடுக்கவும்.

சிரங்கு, கரப்பான், வெடிப்புண் தீர களிம்பு

கந்தகம், இரசம், நீரடிமுத்து இது மூன்றும் 2வராகன் எடுத்து, ஊமத்தம்காயினை துவாரமிட்டு விதையை நீக்கி அதில் இம்மருந்துகளை திணித்து அடைக்கவும். ஊமத்தங்காயினை சீலைத் துணியால் சுற்றி 5எருவாட்டியில் புடம் போட நீர்த்து விடும். அதை எடுத்து அரவை செய்து எருமை வெண்ணெயில் குழப்பித் துணியில்

தடவி புண்ணுள்ள பகுதியில் போடவும். சீகைக்காய் போட்டு குளிக்கத் தீரும்.

தாது புஷ்டி பெற சூரணம்

1. சந்தனத்தூள், சுக்கு 2 பலம், பூசணிவித்து, சீரகம் இவைகள் 1 பலம் வீதம் எடுத்து அரவை செய்து மூன்று வேளையும் முக்கால் துட்டு எடை அளவு 12 நாள் சாப்பிடவும்.

2. கோழி முட்டையின் வெள்ளைக்கரு ஒன்று, தேன், இஞ்சிச்சாறு, பசுநெய் இவைகளுடன் கால் பலம் ஈராங்காயம், சிறு லவங்கப்பட்டை சேர்த்து அரைத்து 7 நாள் சாயங்காலம் சாப்பிட்டு வரவும். தினமும் மருந்து தயாரித்துக் கொள்க.

வீரிய விருத்தி, தேக வலிவு, தாது புஷ்டி பெற இளகியம்

1. சாதிக்காய், அபினி, மதனகாம்பூ, இலவங்கப்பட்டை வகைக்கு 1 வராகன் எடை வீதம் எடுத்து அரைத்துக்கொள்க. சிட்டுக்குருவியை பிடித்து பறித்து ருடல், தலை இவைகளை அப்புறப்படுத்தவும், மஞ்சள் போட்டுக் கழுவவும். அதன் வயிற்றுப் பாகத்தில் மருந்துகளை உள்ளே வைத்து பட்டு நூலால் தைத்து, நெய்யில் நன்றாக வேகவிடவும். அதனை எடுத்து அரவை செய்து சீசாவில் சேகரித்து சுண்டைக்காய் வீதம் 40 நாள் சாப்பிடவும். இரவு தூங்கும் முன் காய்ச்சிய பசும் பால் மாகனிப்படி சாப்பிட்டு வரவும். வீரிய விருத்தி, தேக வலிவு பெறும்.

2. சாதிக்காய், பாதாம்பருப்பு, சாரப்பருப்பு, தாமரைப்பூ, சுக்கு, தேத்தான்கொட்டை, முருங்கைப்பிசின் இவைகள் வகைக்கு 2 வராகன் எடை வீதம் எடுத்து அரவை செய்து வைத்துக்கொள்ளவும். கோழி முட்டையின் வெள்ளைக் கருவை அரவை செய்து பசு நெய் கால் படி, 2 பலம் சர்க்கரை போட்டு சட்டியில் இட்டு நன்றாகக் காய்ச்சிடவும். அதில் மேலுள்ள மருந்துகளைப் போட்டுக் கிண்டி நெல்லிக்காய் அளவு 30 நாள் சாப்பிட புஷ்டி வரும்.

பீசம் கெட்டி பெற

1. குங்கமப்பூவினை நல்லெண்ணெயில் அரவை செய்து ஒரு வாரம் பிசத்தில் தடவி வர இலிங்கம் வலுப்பெறும்.

2. நாற்பது நாட்கள் காலை எழுந்தவுடன் பொன்னாங்கன்னிக் கீரையை மென்று சாற்றினை விழுங்க இந்திரியம் புஷ்டி உண்டாகும்.

3. சுத்தி செய்த எட்டி விதை, அமுக்றாவேர், வசம்பு இவைகளை பசும்பாலில் அரவை செய்து லிங்க நரம்பில் தேய்த்து வர கெட்டி பெறும்.

விந்து விழாமல் அதிக நேரம் புணர

1. வேப்பம்பிசின், ஈராங்காயம், சிறுவளர்த்திஇலை (வசம்பு இலை), கோழி முட்டையின் வெண்கரு இவைகளை தேன் விட்டு அரவை செய்து தண்டில் பூசி ஒரு சாமம் காய்ந்த பின் புணர.

2. ஈராங்காயத்தை குடைந்து தூளாக்கிய உளுந்தம் பருப்பு, அபினி இவைகளை உள்ளே செலுத்தி, உமியை கருக்கி தீ நீர்த்தபின் அதன் காந்தலில் புதைத்து வேகவிட்டு சாப்பிட்டு, ஒரு மணி நேரம் கழித்து புணர.

3. தாழம்பூவின் விபூதியை எடுத்து கோழி முட்டை வெள்ளைக்கருவுடன் சேர்த்து அரவை செய்து தண்டில் பூச சீக்கரம் விந்து கலிதமாகாது.

தண்டு முறுகி நிற்க

அகத்தி இலைச்சாற்றுடன் பொரித்த வெண்காரத்தை அரவை செய்து, தண்டில் தடவி காய்ந்த பின் ஒரு சாமம் கழித்துப் புணர.

வைர கோடாரி மாத்திரை:

- கண் அமரம், விடாத குளிர் காய்ச்சல், பித்தக் காய்ச்சல், செமியா பொறுமல், சாதாரண பித்த சுரம், நஞ்சு தீண்டினால், சூலை, நீர் சுரபாண்டு, சன்னி, பயித்யம், கரப்பான், சத்தி குன்மம், இருமல், கோழை இருமல், உடல் சூடு, வயிரெரிச்சல், காய்ச்சல், கிராணி, தலைச் சொறி, வயிற்றுக் கடுப்பு தீர.

கௌரிப் பாசானம், தாளகம், இரசம், கந்தகம், வெள்ளைப் பாசானம், சாதிலிங்கம், வங்காளப்பச்சை, வெண்காரம் இவைகள் 2 வராகன் எடை வீதம் எடுத்து சுத்தி செய்து கொள்ளவும்.

அக்ராகாரம், சுக்கு, திப்பிலி, மிளகு, தாமரைக்கிழங்கு, கடுக்காய், நெல்லிக்காய், தான்றிக்காய், சுத்தி செய்த நீர்வளம் இவைகள் வராகன் 2 வீதம் எடுத்து இடித்து, துணியில் சளித்துக் கொள்ளவும். இரு மருந்துகளையும் ஒன்றாகக் கலந்து கல்வத்தில் இட்டு நொச்சிச்சாற்றில் 2 சாமம் அரைத்து மறுநாள் தாமரை இலைச்சாற்றில் 1 சாமம், மூன்றாம் நாள் துளசிச் சாற்றில் 1 சாமம், 4 ஆம் நாள், 100 வெற்றிலை ஒரு பலம் பாக்கு போட்டு இடித்து அதன் சாற்றில் 3 சாமம், 5 நாள் வெள்ளாட்டம் பாலில் 1 சாமம் அரைத்து துவரை வீதம் உருண்டை திரட்டி நிழற்கச்சலாக காய்ந்த பின் சீசாவில் சேமிக்க. இந்த மாத்திரையை கண் அமரம் தீர அரை மாத்திரை முலைப்பாலில் உரசிக் கொடுக்கவும். குளிர்காய்ச்சலுக்கு இரண்டு மாத்திரையை மிளகுத் தூளில் கலந்து வெண்ணீரில் கொடுக்கவும். பித்தக் காய்ச்சல் விட 2 மாத்திரையை சர்க்கரையில் கொடுக்க. செமியாப் பொறுமல்லுக்கு ஓமத்தை இடித்து வெண்ணீரில் கலக்கி அதில் 2 மாத்திரையைக் கரைத்துக் கொடுக்கத் தீரும். சாதாரண பித்த சுரம் தீர சீரகத்தூளினை வெண்ணீரில் கலந்து 1 மாத்திரையைக் கொடுக்க. நஞ்சு முறிவுக்கு வெள்ளை மெழுகுத் தூளில் 2 மாத்திரையைக் கலந்து கொடுக்க. வயிற்று வலிக்கு வெள்ளாட்டம் பாலில் 1மாத்திரையை உரசி கொடுக்க. சூலைக்கு பசும் நெய்யில் 1 மாத்திரை உரசிக் கொடுக்க. நீர் சுரபாண்டு குறைய கருந் துளசிச் சாற்றில் 1 மாத்திரையை அரவை செய்து கழற்சிக்காய் அளவு கொடுக்க. சன்னி, தலைப்பாரம் தீர துளசி சாற்றில் 1 மாத்திரையைக் கொடுக்க, பயித்யம் தீர ஊமத்தம் இலைச்சாற்றில் கொடுத்த பின்பு தலையில் 3குடம் தண்ணீர் ஊற்றவும். கரப்பான், சிரங்குக்கு கற்பூரவல்லி சாற்றில் கொடுக்க. சத்தி குன்மத்திற்கு வில்வ இலைச் சாற்றில் கொடுக்க. இருமல், கோழை இருமல் தீர தேனில் கொடுக்க, உடல் சூடு குறைய சுக்கு 1 பங்கும் மிளகுத்தூள் 5 பங்கும் சேர்த்து வெண்ணீரில் மாத்திரை 1 கலந்து கொடுக்க. வயிறெரிச்சல் தீர்ந்திட பசும் தயிரில் 1 மாத்திரை கலந்து கொடுக்கவும். காய்ச்சல் குறைய நெல்லிப்பருப்பு தூள் (அ) இஞ்சிச்சாற்றில் 1 மாத்திரை கொடுக்க. கிராணிக்கு பாவை இலைச்சாறு- று-பலம் எடுத்து 2 மாத்திரையை கலக்கி கொடுக்க. தலைச்சொறி மறைய புங்க எண்ணெயில் கலக்கி தேய்த்து வரவும். நாலாமுறை காய்ச்சல் தீர சுக்கு, திப்பிலி கசாயத்தில் 3மாத்திரை உரசிக்கொடுக்கவும். வயிற்றுக் கடுப்புக்கு வில்வம் பிஞ்சு, மாதுளம் பிஞ்சு இவைகளை சமளவு எடுத்து அதில் ஒரு மாத்திரையை அரவை செய்து கொடுக்க. தீராத வயிற்றுக்கடுப்பிற்கு அதிவிடயம், அபினியுடன் 1 மாத்திரையை அரவை செய்து வாத்து முட்டை மஞ்சள் கருவில் பொறித்து 3 வேளை கொடுக்கத் தீரும். கைகண்ட மருந்து.

சுரக்குளிகை

தாளகம், துத்தம், நாபி, வெங்காரம் இவைகள் 4 வராகன் எடை அளவு எடுத்து சுத்தி செய்து கொள்ளவும். இதனை கல்வத்திலிட்டு பாவை இலைச்சாற்றில் 3 சாமம் வீதம் 3 நாள் அரைத்து துவரை அளவு திரட்டி நிழலில் காயவைத்து சீசாவில் சேமித்து வைக்கவும். தேன் அல்லது அமிர்த்தப்பாலில் 3 வேளை கொடுக்கத் தீரும்.

பைரவி குளிகை:

● குளிர் காய்ச்சல், சன்னி தீர

நாபிக்கிழங்கு, கந்தகம், சூதம், சாதிலிங்கம், மனோசீலை, வெங்காரம் இவைகளை 3 வராகன் எடை எடுத்து சுத்தி செய்து, பழச்சாற்றில் 2 சாமம் அரவை செய்து, குளிகை செய்து நிழலில் உலர வைத்து சீசாவில் சேமித்து வைத்துக்கொள்ளவும். சன்னிக்கு அமிர்த்தப்பாலில் 1 மாத்திரையை உரசி கொடுக்க, குளிர்காய்ச்சலுக்கு 1 மாத்திரையை இஞ்சிச் சாற்றில் தேன் கலந்து கொடுக்கத் தீரும்.

எனது அனுபவம்: திரிகடுகு கசாயத்தில் கருப்பட்டி சேர்த்து அவ்வப்போது சூடாக குடித்து வர ஒரு நாளில் சரியாகிறது.

பூமணி குளிகை:

● சன்னி, விடாத காய்ச்சல் தீர

கடுகுரோகினி, இலுப்பைப்பூ சுத்தி செய்த நீர்வளம் இவைகள் 3 வராகன் எடுத்து கருங்கற்றாழை வேர்ச் சாற்றில் 4 சாமம் அரவை செய்து சுண்டக்காய் வீதம் உருண்டை செய்து நிழலில் காயவைத்து கண்ணாடி புட்டியில் சேமிக்கவும். சன்னிக்கு; இஞ்சிச் சாறு, தேனில் 1 மாத்திரை, தோசம்; நல்லெண்ணெயில் 1 மாத்திரையை கலக்கி 3 நாள் 6 வேளை கொடுக்கத் தீரும்.

எனது அனுபவம்: பச்சோந்தி எண்ணெய் வாரம் ஒருமுறை கணக்கில் ஆறு மாதம் தேய்த்து குளித்துவர வேண்டும்.

கட்டுவாதி குளிகை:

● குழந்தைகளுக்கு விடாத கழிச்சல் தீர.

சாதிக்காய், சாதிப்பத்திரி, அதிவிடயம், அபினி இவைகள் 2 வராகன் எடுத்து இவைகளை நல்லண்ணையில் ஒரு நாழிகை முக்கி

எடுத்து 2 சாமம் அரைத்து துவரை அளவு மாத்திரையாக திரட்டி நிழலில் காயவைத்துக் கொள்ளவும். மாத்திரையை அமிர்தப்பாலில் உரசி 3 வேளையும் கொடுக்கத் தீரும்.

கிராணி கழிச்சலுக்கு கட்டுவாதி குளிகை

மாதுளம் பிஞ்சு 2 எடுத்து நல்லெண்ணெய் விட்டு வதக்கி அபினி, இலவங்கம், சாதிக்காய், அதிவிடயம், கிராம்பு, சுக்கு இவைகள் 3 வராகன் எடை எடுத்து பசும் தயிர் விட்டு 1 சாமம் அரைத்து வில்லை தட்டி நிழலில் காயவைத்து அரவை செய்து அரிசி எடை பசும் தயிரில் 3 நாள் 6 வேளை கொடுக்கவும்.

இலவங்க கசாயம்:

- கோர வாய்வுக்கு

பெரிய இலவங்கப்பட்டை, சுக்கு, திப்பிலி, பலம் 2தூள் செய்து முருங்கப்பட்டை கசாயத்தில் காலை, மாலை 3 நாள் வீசம்படி அளவு குடிக்க தீரும்.

கபாட மாத்திரை:

- இரத்த கிராணி, சீல் கிராணி, ஜலக்கிராணி, வாய்வு கிராணி, சூரிய கிராணி, சோறுசோறாய் போகும் கிராணி, தாய் கிராணி, பாண்டு கிராணி தீர.

சாதிக்காய், சாதிப்பத்திரி, பெருங்காயம், சீரகம், அதிவிடயம், கிராம்பு, அபினி, சடைக்குஞ்சாரம், (கஞ்சங்குல்லை-கஞ்சா) வெந்தயம், கழற்சிவிதை, கோரோசனை இவைகள் 4 வராகன் வீதம் எடுத்து, பழச்சாற்றில் அரவை செய்து சுண்டைக்காய் வீதம் திரட்டி நிழலில் உலர வைக்கவும். 1 வாரம் கழித்து மாத்திரையை எடுத்து 3 நாள் தேனில் ஊறல் போட்டு எடுத்த பின் பசும் தயிரில் 3 நாள் ஊறல் போட்டு எடுத்து, 15 நாள் நிழலில் உலரவைத்து சீசாவில் சேமித்து வைக்கவும். 3 நாள் 6 வேளை வாழைப்பூச்சாற்றில் கலக்கி குடிக்கத் தீரும்.

லிங்க செந்தூரம்:

- சன்னி, தலைப்பாரம், இரத்த கழிச்சல் கண்ட காய்ச்சல், கடும் காய்ச்சல் தீர.

சுத்தி செய்த இலிங்கம் 1 பலம் எடுக்கவும். சேங்கொட்டை 4 பலம் எடுத்து 2 பலம் அளவு நறுக்கி ஒரு சட்டியில் போட்டு லிங்க கட்டியை அதன் மீது வைக்க. மீதம் உள்ள சேங்கொட்டையை இலிங்கம் தெரியாமல் மூடவும். சட்டியை ஒரு நாழிகை அடுப்பில் எரித்து சூடுபடுத்தவும். அதன் பின்னர் தீபச்சுடரை சட்டியில் உள்ள சேங்கொட்டையில் காட்டவும். எண்ணெயை கசிந்துள்ள சேங்கொட்டை தீப்பிடித்து எரியும். சட்டியில் தீபிடித்தவுடன் அடுப்பு தீயினை அமர்த்திடவும். சேங்கொட்டை தீ நீர்த்த பின், இலிங்கத்தை எடுத்து அரவை செய்தால் செந்தூரமாகும். இரத்த கழிச்சல் கண்ட காய்ச்சல், கடும் காய்ச்சலுக்கு அரிசி எடை அளவு, 3 நாள், 9 வேளை, சாதாரண காய்ச்சலுக்கு 3 நாள் 6 வேளை தேனில் அனுப்பானமாக கொடுக்கவும். சன்னிக்கு அமிர்தப்பால் அனுப்பானமாக 3 நாள் கொடுத்து, ஒருவாரம் கழித்து மூன்று நாள் மீண்டும் சாப்பிடவும்.

கட்டுவாதி மாத்திரை:

- பேதி நிற்க.

அதிவிடயம், அபினி, சுக்கு 2 வராகன் எடை எடுத்து, பழச்சாறு சாற்றில் 3சாமம் அரைத்து துவரை வீதம் உருண்டை செய்து காயவைத்து சீசாவில் சேமிக்கவும். பெரியவர்களுக்கு ஒரு மாத்திரை தயிரில் கலக்கிக் கொடுக்கவும். சிறியவர்களுக்கு கால் மாத்திரை தயிரில் கலக்கிக் கொடுக்க. சுண்டைகாய்வற்றல், மாங்கொட்டை குழம்பு செய்து சோற்றில் பிசைந்து சாப்பிட நிற்கும்.

- பேதி நிற்க

பசலைக்கீரையை அரைக்கால்படிச்சாறு பிழிந்து பனங்கருப்பட்டி 2பலம் போட்டுக் கலக்கி 3 நாள் 6 வேளை கொடுக்கவும்.

- இரத்தபேதி நிற்க

ஒரு பிடித்தபிடி மிளகு எடுத்து கால்படி எருமைத் தயிரில் போட்டு, ஒரு நாள் ஊறல் போட்டு எடுத்து உலரவைத்து, மானிப்படி நெய், சர்க்கரை 1பலம் சேர்த்து அரவை செய்து 3 நாள் ஒன்பது வேளை கொடுக்கத் தீரும்.

மகாவேக கட்டுவாதி மத்திரை:

- பேதி நிற்க.

சாதிக்காய், சாதிப்பத்திரி, கடுக்காய், சீரகம், இலவங்கப்பூ, கசகசா, வெந்தயம், அதிவிடயம், அபினி, கோரோசனை இவைகள் வகைக்கு 2வராகன் எடை எடுத்து வெயிலில் நன்றாக உலர்த்தி இடித்து, துணியில் சலித்து எடுக்கவும். இச்சூரணத்தை 30சொட்டு அளவு அமிர்தப்பால் விட்டு அரவை செய்து சுண்டைக்காய் அளவு மாத்திரையாக சேகரித்து நிழலில் உலர்த்தி சீசாவில் சேமிக்கவும். 1மாத்திரை நெய், தேன், தயிர் இவை ஏதாவது ஒன்றில் 6 வேளை 3 நாள் கொடுக்கத் தீரும். நோயின் தன்மை அறிந்து நாள் ஒன்றுக்கு 3 வேளை கொடுக்கவும். சுடு சோற்றில் மாங்கொட்டை, சுண்ட வற்றல் குழம்பு வைத்து சாப்பிடவும்.

மூலத்தால் ஏற்பட்ட கிருமி விழ

வேலிப்பருத்தி சாற்றினை அரைக்கால்படி வெறும் வயிற்றில் குடிக்கவும். பேதியாகி, கிருமி விழும். பித்த உடம்புக்காரர்களுக்கு வாந்தி ஏற்படும்.

வயிற்று வலி தீர

கோவைங்காயினை இரண்டாக கீரி அதில் உப்பினை திணித்து சட்டியில் போட்டு மிளகாய் பொடி போட்டு வதக்கி 3 வேளை சாப்பிடத் தீரும்.

கொய்னா மாத்திரை: அனைத்து காய்ச்சலும் தீர

கொய்னா, திப்பிலி, மிளகு 4வராகன், சித்தரத்தை, அக்ராகாரம் 2வராகன், சுத்தி செய்த கரியபவழம் 2வராகன் இவைகளை எடுத்து 2பலம் இஞ்சிச்சாற்றில், 2சாமம் ஊறல் போடவும். இதனை எடுத்து தெளிந்த நீர் விட்டு அரவை செய்து துவரை அளவு உருண்டை செய்து நிழலில் காயவைத்துக்கொள்ளவும். சீத சுரத்திற்கு தேனிலும், பித்த சுரத்திற்கு இஞ்சிச் சாற்றிலும், வாத சுரத்திற்கு வேளாம்பட்டை கசாயத்திலும் கொடுக்கத் தீரும்.

பிரண்டை சூரணம்:

* இரத்த மூலம் தீர.

முதிர்ந்த பிரண்டையைத் தட்டி காயவைத்து துணியில் சலித்து சரி எடை சர்க்கரை சேர்த்து பசு நெய்யில் சுண்டைக்காய் வீதம் குழப்பி 20 நாள் சாப்பிடவும். கைகண்ட மருந்து. அகபத்தியம், கோழி, மீன் தள்ளவும்.

கந்தக மெழுகு:

- வெண்குட்டம், கருங்குட்டம் தீர.

கந்தகம் 2பலம் எடுத்து ஊற்று தண்ணீர் விட்டு 5சாமம் ஊர வைத்து அதை ஒரு கலயத்தில் போட்டு அக்கலயத்தின் தூரில் சிறு துவாரம் இடவும். இக்கலயம் அளவு ஒரு கலயத்தை எடுத்து அதில் தயிர் நிரப்பி அதை சிறு குழித்தோண்டி அதில் வைக்கவும். கந்தகம் உள்ள கலயத்திற்கு மேல் கவசமாக உலை மூடி வைக்க. உலை மூடியையும் கலயத்தையும் இணைக்கும் இடத்தில் சீலை மண் 5சுற்று போடவும். இக்கலயத்தை தயிர் கலயத்தின் மீது வைத்து, தயிர் கலயம் அசையாமல் இருக்க குழியில் மண் தள்ளி விடவும். அதன் பின்னர் 20எருவாட்டியால் புடம் போடவும். கந்தகம் உருகி தயிரில் விழும். தீ நீர்த்த பின்பு தயிர் கலயத்தை எடுத்து அதிலுள்ள கந்தகத்தை தூய நீரில் பத்து முறை கழுவி நிழலில் உலர வைத்து தூளாக்கிக் கொள்ளவும். அதன் பின்னர் ஒரு சட்டியில் 25பூவன்பழம், கடுக்காய் தூள் பலம் 3எடுத்து தூளாக்கிய கந்தகம் இவைகளை போட்டு பிசைந்தால் களிப்பதமாகும். இதனை அடுப்பில் வைத்து எட்டி விறகால் தீ எரித்து எட்டி குச்சியால் கிண்டி விடவும். மருந்தில் உள்ள தண்ணீர் செத்து மெழுகு பதமாகி வந்த பின்னர் இறக்கி கண்ணாடி புட்டியில் பதப்பட்டுத்தவும். சுண்டைக்காய் வீதம் 48 நாள் காலை,மாலை உணவிற்கு முன் சாப்பிடவும். ஆட்டுக்கால் சூப் வாரம் ஒரு முறை குடிக்கவும். மோர், தயிர் உணவில் சேர்த்துக் கொள்ளவும். வாரம் ஒரு முறை எண்ணெய் தேய்த்துக் குளிக்கவும். எண்ணெய் தேய்த்துக் குளித்த நாளில் மருந்து உண்ண வேண்டாம். கைகண்ட மருந்து.

எனது அனுபவம்: *கந்தகத்தை 10 முறை பாலில் காய்ச்சி வார்த்து எடுத்து பின்னர் புடத்திற்கு பயன்படுத்திட்டால் விரைவாக நோய் குணமாகிறது.*

வெண்குட்டத்திற்கு மேல் பூச்சு மருந்து:

வெள்ளைப்பூண்டு, நவச்சாரம் சேர்த்து அரவை செய்து இரவில் மேல் பூச்சாகப் பூசி வரவும். வெண் குட்டம் அளவைப்பொறுத்து பூண்டு, நவச்சாரத்தின் அளவு எடுத்துக்கொள்ளவும்.

கருங்குட்டத்திற்கு மேல் பூச்சு மருந்து:

சிவனார்வேம்பு வேர்ப்பட்டை, கடுக்காய், சுத்தி செய்த கந்தகம் சேர்த்து அரவை செய்து பசு வெண்ணெயில் குழப்பி இரவில் போடவும். மருந்திட்ட கையினை அரப்பு, சாணியிட்டுக் கழுவவும்.

இலிங்க மெழுகு:

* ஒற்றை விரை வாய்வு தீர.

இலிங்கம் 1வராகன் எடை, மிளகு, பூரம் இவைகள் 1பலம் எடுத்து தேன் விட்டு 1சாமம் அரைத்து சுண்டைக்காய் அளவு உருண்டை செய்து, ஒரு வார காலம் நிழலில் காய வைத்து கண்ணாடி சீசாவில் சேமிக்கவும். அந்தி சந்தி அனுப்பானமாக சுடு நீரில் அல்லது புங்கம்கொழுந்து சாற்றில் ஒரு உருண்டையை கலக்கிச் சாப்பிடவும். நொச்சி இலையை வதக்கி விரை வீக்கத்தில் கோமணமாகக் கட்டவும். லாகிரி வஸ்துகள் தள்ளவும். மருந்துகளை முறைப்படி சுத்தி செய்திடவும்.

குங்கிலிய சூரணம்:

* தீராத வெள்ளை தீர.

வெள்ளைக் குங்கிலியம் 1பலம் எடுத்து நல்ல நீரில் 7முறை காய்ச்சி வார்த்துக்கொள்ளவும். அதில் சரி எடை சீனா கற்கண்டு சேர்த்து அரவை செய்து சேமித்துக்கொள்ளவும். ஒரு சிட்டிகை அளவு, 5 நாள் 10 வேளை காலை, மாலை சாப்பிடுவதற்கு முன் சாப்பிடவும். ஆள் நீர்த்து இருந்தால் நெய்யில் குழப்பிச் சாப்பிடவும். அகபத்தியம், லாகிரி வஸ்துகள், புளி, வாய்வு பதார்த்தம் தள்ளவும். கைகண்ட மருந்து.

கஸ்தூரி மெழுகு:

* சன்னி, கபரோகம், உப்பிசம், நெஞ்சடைப்பு தீர.

கோரோசனை, குங்குமப்பூ, இலவங்கம், வால்மிளகு இவைகள் 4வராகன் எடையளவு சூரணம்செய்து, புனுகு ¼வராகன், ஏலஅரிசி, சிறு இலவங்கப்பட்டை இவை 8வராகன், கஸ்தூரி 1வராகன் எடை, பச்சைக்கற்பூரம், சுத்தி செய்த பூரம் 2வராகன் இவைகளை வெற்றிலைச்சாறு, தூதுவளைச்சாறு, மிளகு கசாயம் இவைகளில் தனித்தனியாக ஒவ்வொரு சாமம் அரவை செய்து, துவரை அளவு உருண்டை திரட்டி நிழலில் உலர வைத்து கண்ணாடிக் குடுவையில் சேமிக்கவும். தேனில் உரசி 3 நாள் 6 வேளை, காலை, மாலை உணவிற்கு முன் சாப்பிடத் தீரும்.

இரச மெழுகு:

* வாத சூலை, கிராந்தி, பவுத்திரம், அரையாப்புக்கட்டி, சிரங்கு, சொரி தீர.

சுத்தி செய்யாத கந்தகம் 15வராகன் எடுத்து பசு வெண்ணெய் விட்டு அரவை செய்து கொள்ளவும். பருத்தித்துணியில் அரைத்த கந்தகத்தை தடவி துணியின் நுனியை கம்பியில் தொங்கவிட்டு உலர விடவும். அத்துணியில் நெருப்பு மூட்டி கீழே வாய் அகலமான மண் சட்டியை வைக்கவும். துணியில் நெருப்பு பிடித்து சுடர் தைலமாக இறங்கி வடியும். இந்தத் தைலத்தில் சுத்தி செய்த இரசம் வராகன் 4எடை அளவு சேர்த்து 4சாமம் அரவை செய்தால் மெழுகாகச் சேரும். அதனை சீசாவில் சேகரிக்கவும். 3 நாள் 6 வேளை சுண்டைக்காய் வீதம் கருப்பட்டியில் கலந்து சாப்பிடத் தீரும். கடும்பத்தியம் கட்டாயம்.

வெள்ளை வங்க பற்பம்:

- மேகம் 21க்கும், எலும்புருக்கி, கிராந்தி, வறச்சி, அரிசிரங்கு, மேலில் படர் ஊரல், சில்விசம், பெரும்பாடு, வயிறுகுத்தல், கண் புகைச்சல் தீர.

சுத்தி செய்த வெள்ளை வங்கம் 4பலம் எடுத்து, தேங்காய் எண்ணெய் அல்லது இலுப்பைப்பூவில் நவச்சாரம் தூவி காய்ச்சி வார்த்து எடுக்கவும். அல்லது மோர் காடி (கடுக்கப் புளித்த தயிர்) பழரசம், கோமியம் இதில் காய்ச்சி வார்த்துக்கொள்ளவும். அரசமரத்துப்பட்டையை இடித்துத் தூளாக்கி அதில் வார்த்த வங்கத்தை வைத்து மூன்று சுற்று சீலை மண் சுற்றி, 30 வராட்டியில் புடம் போட பற்பமாகும். அரிசி எடை அளவு அனுப்பானமாக பசு நெய்யில் குழப்பி 21 நாள் காலை, மாலை சாப்பிடத் தீரும். வாரம் ஒரு முறை வெள்ளாட்டு கால் சூப் வைத்துக் குடிக்கவும். மோர், பால் உணவில் சேர்க்கவும்.

இலிங்க பற்பம்:

- சன்னி, தோசம், குளிர் சுரம் தீர.

சுத்தி செய்த இலிங்கம் 1பலம், உப்பு படி-ய- இரண்டையும் கருந்துளசிச் சாற்றில் அரவை செய்து உருண்டையாகத் திரட்டி துணிக்கவசம் சுற்றி வெயிலில் 1 நாள் காய வைக்கவும். மறுநாள் எடுத்து 10எருவாட்டியில் புடம் போட பற்பமாகும். அதனை அரவை செய்து சீசாவில் சேமிக்கவும். அரசி எடை, இஞ்சிச் சாறு, தேன், சர்க்கரை கலந்து காலை, மாலை 15 நாள் சாப்பிடத் தீரும்.

எனது அனுபவம்: *சன்னிக்கு பச்சோந்தி எண்ணை தேய்த்து குளித்து வரவும்.*

சங்கம் குப்பித் எண்ணை:

- வாதசுரம் தீர.

சாம்பிராணி ¼பலம், மஞ்சள் ½பலம், சுக்கு 1பலம், புழுங்கலரிசி இரண்டு கையளவு இவை நான்கினையும் அரவை செய்து, அரைப்படி சங்கம் குப்பிச்சாறு எடுத்து இவைகளை போட்டு கொதிக்க வைத்து வெதும்பலுடன் மேல் பூச்சாக போடவும். இரவில் பூசி மறுநாள் குளிக்கவும். ஒரு நாள் விட்டு ஒரு நாள் குளிக்கத் தீரும்.

பவழப்பற்பம்:

- பேறு காலத்தில் காணும் சன்னி, அசாத்திய சன்னி, சகல சன்னி, மூச்சிரைப்பு தீர.

சுத்தி செய்த பவழம் 1பலம் எடுத்து மூசையில் போட்டு அதன் மீது ¼பலம் வெள்ளைப் பாசனத்தை தூவி செம்புத்தகட்டால் மேல்வாய் மூடி 4அடுக்காக சீலை மண் சுற்றிடவும். 5வரட்டியால் புடம் போட, சிவப்பாக இருக்கும் பவழம் கருப்பாக மாறி இருக்கும். அதனை போதுமான அளவு வெள்ளெருக்கம் பால் விட்டு அரவை செய்து வில்லையாக தட்டி நிழலில் காய வைக்கவும். காய்ந்த பின்னர் 10வரட்டியில் குக்கிப்புடம் போட நீர்த்திடும். அதனை கல்வத்திலிட்டு அரவை செய்து சீசாவில் சேமிக்கவும். அரிசி எடை தேனில் குழப்பி 3 நாள் 6 வேளை நாக்கில் தடவ தீரும். 3 நாள் கடும் பத்தியம். மறுபத்தியம் போட்டு ஒரு வாரம் கழித்து 15 நாள் 30 வேளை மருந்து சாப்பிட நோய் அற்றுப்போகும்.

இரசபற்பம்:

- முடக்கு சூலை, சர்வாங்கவாதம், குன்மம் எட்டு, இசிவு சன்னி பத்து, கபால சூலை தீர.

இரசம் 3வராகன், எருக்கம்பால் 3வராகன் எடையில் 6சாமம் ஊறப்போடவும். இரசம் ஓரளவிற்கு எருக்கம் பாலில் கலந்து இருக்கும். அதனை அரவை செய்து தண்ணீரில் ஊறல் போட்ட சேங்கொட்டை சேர்த்து அரைக்கவும், மறுநாள் மானிப்படி அளவு கொடிவேலிவேர் கசாயத்தில் 2சாமம் அரைக்கவும். பின்னர் மானிப்படி வெற்றிலைச்சாறு அல்லது சிறு கரந்தைச்சாற்றில் அரவை செய்து கெட்டி சேரும் போது அரிசி சோறு ½பலம் எடுத்து அதனுடன் சேர்த்து அரவை செய்த பின் சர்க்கரை சேர்த்து

அரைக்கவும். கடைசியாக 3பலம் கந்தகம் சேர்த்து, பழச்சாற்றில் 2சாமம் அரவை செய்து வில்லையாக தட்டி நிழலில் காய வைத்து குக்கிப்புடம் போட்டு வில்லைகளை கல்வத்திலிட்டு அரைத்து கண்ணாடி புட்டியில் வைக்கவும். சூலைக்கு நெய் அனுப்பானம். இசிவு, சன்னிக்கு இஞ்சிச்சாறு தேன். கபால சூலைக்கு தேனில் அரிசி எடை மருந்து கலந்து கொடுக்கத் தீரும்.

எனது அனுபவம்: வாத எண்ணை தேய்த்து குளித்து இரசபற்பத்தை துணை மருந்தாக பயன்படுத்தவும்.

வெள்ளி பற்பம்:

* மேக வாய்வு, அரையாப்புக் கட்டி, பவுத்திரம், கை, கால் பிடிப்பு தீர.

கால் ரூபாய் எடை அளவு வெள்ளியை தகடாகத் தட்டி ஈனாத வாழை மரத்தில் அடியில் சொறுகிடவும். 15 நாள் கழித்து எடுத்துப்பார்த்தால் வெள்ளித் தகட்டில் முட்டை முட்டையாக பொறிந்து இருக்கும். அதை குப்பமேனிச் சாற்றில் அரவை செய்து வில்லையாகத் தட்டி 20வரட்டியில் குக்கிப்புடம் போட நீர்த்து விடும். கல்வத்தில் அரைத்து சீசாவில் சேமிக்கவும். அரிசி எடை அளவு அனுப்பானமாக பசுவெண்ணெயில் குழப்பி காலை, மாலை 5 நாள் 10 வேளை சாப்பிடத் தீரும்.

சீனிக்கார பற்பம்:

* சொரி புண் தீர.

சீனிக்காரம் பலம் 1எடுத்து, அகத்திக் கீரையை அரவை செய்து அல்லது பசு வெண்ணெய்யை சீனிக்காரத்தின் மீது கவசமாகப் பூசி சீலை மண் சுத்தி 10வரட்டியில் புடம் போட நீர்த்து விடும். அதை கல்வத்திலிட்டு அரவை செய்து சீசாவில் சேமிக்கவும். அரிசி எடை அளவு எடுத்து காலை, மாலை சாப்பிடுவதற்கு முன் 15 நாள் நெய்யில் சாப்பிடத்தீரும்.

எனது அனுபவம்: வாரம் ஒரு முறை புங்கத் தைலம் தேய்த்துக் குளிக்க விரைவாக நோய் அற்றுப்போகும்.

பொட்டுலுப்பு (வெடி உப்பு) பற்பம்:

* அஸ்ட குன்ம வலி, நீர் கட்டு தீர.

வெள்ளாட்டின் எலும்பினைத் தூளாக்கி இடித்துக் கலயத்தில் இட்டு அதற்கு மேல் 1பலம் பொட்டுலுப்பினை போட்டு, அதற்கு மேல் வெள்ளாட்டம் எலும்பினை போட்டு கலயத்திற்கு சீலை மண் கவசமிட்டு 20வரட்டியில் குக்கிப்புடம் போட நீர்த்து விடும். அரிசி எடை அளவு தேனில் குழப்பி காலை, மாலை 15 நாள் சாப்பிடத் தீரும்.

வெள்ளைப் பாசன பற்பம்:

- சூலை சுரம், முறை காய்ச்சல் தீர.

வெள்ளைப் பசானம் 1 பலம் எடுத்து, பிரண்டைச் சாறு கால்படியைச் சட்டியில் ஊற்றி மருந்தினை போட்டு துலாந்தரமாக 4 சாமம் எரிக்கவும். அல்லது மிளகுக் கசாயம் கலந்த சுண்ணாம்பு நீரில் எரிக்கவும். பின்னர் அதை எடுத்து அரவை செய்து சீசாவில் சேகரிக்க. 3 நாள் 6 வேளை அரிசி எடை மிளகுக் கசாயத்தில் சாப்பிடத் தீரும்.

வீர பற்பம்:

- பல் கட்டும் சன்னி தீர.

இளநீரில் 1வராகன் கற்பூரம் தூளாக்கி இரும்பு சட்டியில் போட்டு அடுப்பில் ஏற்றி சிறு தீயாக எரிக்கவும். சட்டிக்கு மேல் துளாந்திரமாக துணி கட்டி அதில் 1பலம் வீரத்தை பரப்பி 4நாழிகை எரித்துக் கொள்ள வீரம் சுத்தியாகும். நாய் மண்டை ஓட்டை தூளாக்கி இடித்து ஒரு கலயத்தின் மீது பரப்பி, மேல் பரப்பில் சுத்தி செய்த வீரத்தை வைத்து அதற்கு மேல் நாய் மண்டைத் தூளினைப் பரசி மூடி விடவும். கவு சட்டி போட்டு சீலை மண் செய்து காடைப் புடம் போட 10வரட்டியால் எரிக்கவும். நீர்த்த பின்னர் வீரத்தை எடுத்து கல்வத்தில் அரவை செய்து சீசாவில் வைத்துக்கொள்ளவும். 15 நாள் 30 வேளை அரிசி எடை தேனில் மசித்து கொடுக்கவும். சன்னி பல் கட்டியிருந்தால் பல் இடுக்கை கரண்டியால் நீக்கி மருந்தினை நாக்கில் தடவி விடவும். பச்சோந்தி எண்ணைஅல்லது சன்னி எண்ணைவைத்து வாரம் ஒரு முறை இரண்டு மாதம் தலைமுழுகி வரத்தீரும். மூன்று நாள் பத்தியம் போட்டால் கடும் பத்தியம். 15 நாள் பத்தியம்; உணவில் புளி நீக்கி, உப்பு வறுத்து சேர்க்கவும். அகபத்தியம். (எனது அனுபவத்தில் பச்சோந்தி எண்ணை தேய்த்து குளித்து வர தீர்கிறது)

ஓரண்ட வாய்வு தீர:

நாய் கொட்டான் காயினை வெண்ணீரில் உரசி அலக்களவு 3 நாள் 6 வேளை குடிக்கவும். அகபத்தியம் வாய்வு பதார்த்தம் தள்ளவும்.

பூர பற்பம்:

- மார் சளி, கபம், கோழை இருமல் தீர.

படிகாரம் 2பலம் எடுத்து அதை சட்டியில் போட்டு எரிக்கும் போது உருகும். சுத்தி செய்த கெட்டியான 1பலம் பூரத்தை நடுவில் சொறுகி விடவும். கமலம் போல் சிறுதீயாக எரிக்கவும். படிகாரம் நன்றாக பூத்த பிறகு தீயினை நிறுத்தவும். சட்டி சூடு ஆறிய பின்பு பூரத்தை எடுத்து அரவை செய்து சீசாவில் சேமிக்க. அரிசி எடை மருந்தினை கால்படி இளநீரில் கலக்கி 3 நாள் 6 வேளை சாப்பிடத் தீரும். பத்தியம் போடவும்.

வீர மெழுகு:

- மேக இரணம், கிராந்தி, கடும் கிராந்தி, மேக சூலை தீர.

பசு நெய் மானிப்படி எடுத்து சட்டியில் போட்டு உருகவிடவும். அதில் சுத்தி செய்த 1வராகன் வீரம் நெய்யில் இட்டு ஒரு நாழிகை காய்ச்சியபின் வீரத்தை எடுக்கவும். அடுப்பில் உள்ள நெய்யில் 1பலம் பரங்கிப்பட்டை சூரணம் கருப்பட்டி போட்டு அரை நாழிகை கிண்ட இலதகமாகும். சுண்டக்காய் வீதம் 3 நாள் 6 வேளை சாப்பிடத் தீரும். 3 ள்களுக்கு உணவில் புளி நீக்கி, உப்பு வறுத்துச் சேர்க்கவும். கைகண்டமருந்து.

கந்தக பற்பம்:

- பெருவியாதி முதல் மேகவியாதி அனைத்தும் தீர.

கந்தகம் 2பலம் எடுத்து பீங்கான் கோப்பையில் 2பலம் அத்திக்காய், ஆலங்காயினை சேகரித்து வைத்திருக்கும் தண்ணீரில் (பனிக்கட்டியும் பயன்படுத்தலாம்) போட்டு 60நாழிகை ஊற வைத்து அதை எடுத்து உலர்த்திடவும். இக்கந்தகத்தை கவுசட்டியில் போட்டு சீலை மண் பூச்சுப் போட்டு, 15வரட்டியில் புடம் போட கந்தகம் நீர்த்து விடும். அதை எடுத்து கல்வத்தில் அரவை செய்து கொள்ளவும். அரிசி எடை அளவு கருப்பட்டடியில் அல்லது தேனில் குழப்பி 48 நாள் சாப்பிடத் தீரும். கைகண்ட மருந்து

காட்டாமணக்கு எண்ணை: கிராந்தி தீர

காட்டாமணக்கு (ஆதா இலை) இலையை அரவை செய்து அதே அளவு நல்லெண்ணெய் கலந்து நன்றாக காய்ச்சி 3 நாள் 6 வேளை சாப்பிடவும். கடும்பத்தியம்.

ஆறாத இரணம் ஆற களிம்பு

இலிங்கம், பூரம், மிருதாசிங்கு இவைகள் 3வராகன் எடை எடுத்து, அதில் 5வராகன் எடை பொரிகாரம் சேர்த்து 2பலம் பசு வெண்ணெயில் அரவை செய்து கொள்ளவும். (மருந்துகளைச் சுத்தி செய்ய வேண்டாம்)

மருந்து போடும் முறை: மருந்து போடுவதற்கு முன்பு காசிகட்டி, கடுக்காய் தூள் இவைகளை தண்ணீரில் போட்டு நன்றாகக் கொதிக்க விட்டு கைவெதும்பலான அத்தண்ணீரில் புண்ணினைக் கழுவி மேலுள்ள மருந்தினைத் துணியில் தடவி புண் உள்ள இடத்தில் போட்டு வர ஆறும். கை கண்ட மருந்து.

குங்கிலிய பற்பம்:

- குடல் புண், நாவு, உதடு இரணம், புண் ஆரிட.

குங்கிலியம் 1 பலம் எடுத்து சட்டியில் போட்டு 9 முறை இளநீரில் சுண்டக்காய்ச்சி வார்த்து எடுத்து, சமளவு சீனாகற்கண்டு சேர்த்து கல்வத்தில் அரைத்து சீசாவில் சேமித்து வைக்கவும். அரிசி எடை அளவு நெய்யில் 15 நாள் அந்தி சந்தி வேளையில் சாப்பிட்டு வர ஆரும்.

சர்வ ரண எண்ணை:

- அரையாப்புக் கட்டி, பவுத்திரம், பிளவை புண், ரணமும் ஆரிட.

மிர்தாசிங்கி, படிகாரம், கந்தகம், சூதம், நாவி, துத்தம், (சுத்தி செய்யாமல்) பரங்கிப்பட்டை, வசம்பு, கடுக்காய் இவைகள் வகைக்கு 2 வராகன் எடை எடுத்து இடித்து சூரணமாக்கிக் கொள்ளவும். புங்கம்பால், உதியம்பால், தேங்காய்ப்பால், நல்லெண்ணெய், ஈராங்காயச்சாறு படி-ய எடுத்து சூரணத்தோடு கலக்கி பதமாக காய்ச்சி சீசாவில் சேமிக்கவும்.

காசிகட்டி, கடுக்காய் தூள் இவைகளை தண்ணீரில் போட்டு கொதிக்க விட்டு கை வெதும்பலாக எடுத்து புண்ணைக் கழுவவும்.

அதன் பின்னர் மருந்தினை துணியிலூட்டி (துணியில் உள்ள நூலில் மருந்து நனையும் அளவு) புண்ணில் போட்டு வர ஆறும்.

ஆலம்பால், அரசம்பால், புங்கம்பால், உதியம்பால் என்பது இம்மரத்தில் பட்டையை இடித்து சாறு பிழிந்து கொள்வது.

உடையாத கட்டி உடைய

குங்கிலியம், துத்தம், துருசு, இலிங்கம், இரசகற்பூரம், இவைகள் 1 வராகன் எடை எடுத்து விளாமரத்து பிசின் 3 வராகன், 2 பலம் நல்லெண்ணெய் விட்டு அரவை செய்து சீசாவில் ஊற்றி வைக்கவும். மருந்தினை துணியிலூட்டி மூன்று நாள் போட்டு வர உடையும்.

இரண எண்ணை:

- ஆறாத இரணம், குழிப்புண், அரையாப்புக் கட்டி, பவுத்திரம், பிளவை புண் ஆர.

துருசு 4 வராகன், மிருதாசிங்கு 1 வராகன், 9 வராகன் வெள்ளைக் குங்குலியம், 5 வராகன் மனித மண்டை ஓடு இவைகளை ஒன்றாக இடித்து சளித்துக்கொள்ளவும். இரும்புச் சட்டியில் மானிப்படி தண்ணீரை ஊற்றி கொதிக்கவைத்து மேலுள்ள மருந்துகளைப் போட்டுக் காய்ச்சி வார்த்திடவும். மற்றொரு இரும்புச் சட்டியில் வெண்மெழுகு 12 வராகன் எடுத்து நல்லெண்ணெய் மாகானிப்படி கலந்து காய்ச்சிடவும். இதில் வார்த்து வைத்துள்ள மருந்தினை போட்டுக் கையால் பிசைந்தால் வெண்ணெய் போலாகும். இதை சீசாவில் சேமிக்க. மருந்தினை பூவசரம் குச்சியால் எடுத்து துணியில் தடவி, அத்துணியை சிம்னி விளக்குத் தீயால் வாட்டி புண்ணில் அந்தி சந்தி இருவேளை போடவும்.

இரண எண்ணை:

- ஆறாத இரணம், குழிப்புண் ஆறிட.

வீரம், பூரம், இரசகற்பூரம் இவைகள் 1வராகன் எடுத்து வெற்றிலைச் சாற்றில் அரவை செய்து விளக்கெண்ணெயில் போட்டுக் காய்ச்சி, அந்தி சந்தி போட்டு வரவும்.

உடையாத சிலந்தி உடையக் களிம்பு

வீரம் 1 வராகன் எடுத்து சுத்தி செய்து அதில் நான்கு மடங்கு அளவு சுண்ணாம்பு சேர்த்து அரவை செய்து பசுவெண்ணெயில் குழப்பி மூன்று நாள் போட்டால் உடையும்.

ரண களிம்பு செய்முறைகள்:

1. சாம்பிராணி, துருசு, துத்தம், கருங்குங்கிலியம் இவைகள் 2 வராகன் எடுத்து பசுநெய்யில் அரவை செய்து துணியில் தடவி 15 நாள் போட்டு வரவும்.

2. வெள்ளைப்பாசனம், தாளகம், மஞ்சள், நீலம் இவைகளை 1 வராகன் எடுத்து நல்லெண்ணெயில் 1சாமம் அரவை செய்து, அதன் பின்னர் தண்ணீர் விட்டு அரவை செய்து சிரட்டையில் சேமிக்கவும். மருந்தினை பூவரச ம் குச்சியில் எடுத்து துணியில் தடவிப் போட்டு வரவும்.

3. நிமலை,இரசம், மிருதாசிங்கி, தாளகம், சுண்ணாம்பு 1 வராகன் எடுத்து நல்லெண்ணெயில் அரவை செய்து பின்பு பச்சத்தண்ணீர் விட்டு அரவை செய்து துணியில் தடவி சூலை, புண் உள்ள இடத்தில் போடவும். பவுத்திரம், பிளவை ஆறும்.

இரண எண்ணை:

- ஆறாத இரணம் ஆரிட.

பசானம், அரிதாரம், மஞ்சள், மிருந்தாசிங்கி, குங்கிலியம் வகைக்கு 2 வராகன் நீலம் 5 வராகன் சேர்த்து இவைகளின் எடை அளவு பருத்தித் துணியை சேர்த்து உரலில் போட்டு கடப்பாரையால் இடித்து எடுக்க. இதனை புண்ணில் மேல் பாகத்தில் அந்தி சந்திகளில் கட்டி வரவும். மருந்துக் கட்டும் முன் காசிக்கட்டி, கடுக்காய் ஓடு கலந்து காய்ச்சிய நீரில் புண்ணை நன்றாகக் கழுவவும். ஆறாத புண்ணும் ஆறும்.

ஆறாத இரணம் ஆறிட

வெள்ளாட்டம் புளுக்கையை உலரவைத்து இடித்துச் சிறுநீர் விட்டு பிசறிக் கட்டி வரவும். ஆண்களுக்குப் பெண் நீரினையும், பெண்களுக்கு ஆண் நீரிலும் பிசறிக்கொள்ளவும்.

எனது அனுபவம்: எளிய, பணமற்ற சிறந்த மருந்து. இரவில் கட்டி பகலில் கழட்டி காற்று படும்படி புண்ணை வைக்கவும்.

பிளவைக் களிம்பு

1. மஞ்சள், வசம்பு, நீலம், பசானம், மிருதாசிங்கி, மனித தலை ஓடு வகைக்கு 2 வராகன் எடுத்து இடித்துக்கொள்ளவும். மருந்தின் அளவிற்கு இருமடங்கு பருத்தித் துணி எடுத்து மருந்துடன் சேர்த்து உரலில் போட்டு கடப்பாரையால் இடித்து சேமித்துக் கொண்டு புண்ணில் கட்டி வர பிளவை உடையும்.

2. மிருதாசிங்கி, பசானம், துத்தம், இவைகள் வகைக்கு 2 வராகன் எடை எடுத்து இடித்து பவுத்திரத்தில் மூன்று நாள் கட்டி வர ஆறும்.

புண்ணிற்கு போடும் களிம்பு:

● இரண புண் ஆறிட.

அயசெந்தூரம், இரசகற்பூரம் இவைகள் 2வராகன் எடுத்துக் கொள்ளவும். நல்லெண்ணெய் மாகானிப்படியை சட்டியில் போட்டு நன்றாக காயவைத்து முதலில் அயசெந்தூரத்தை சட்டியில் போட்டுக் கிண்டிடவும். அதன் பின்னர் கல்வத்தில் அரைத்த இரசகற்பூரத்தை போட்டுக் கிண்டவும். கூழ்பதமாக வரும் போது எடுத்து சேகரிக்கவும். இந்தக் களிம்பினை துணியில் தடவி எண்ணெய் விளக்கு தீயால் வாட்டி புண்ணில் போட்டு வர ஆறும்.

எனது அனுபவம்: 5 முதல் 10 நாள் வெள்ளாட்டு புழுக்கை மருந்தினை கட்டி விட்டு பின்னர், இம்மருந்து போட்டால் 5 ஆண்டு ஆறாத புண் ஆறுகிறது. உள் மருந்தாக கெந்தக ரசாயணம் கொடுக்கவும். வாரம் ஒரு முறை எண்ணை தேய்த்து குளிக்கவும்.

நரம்பு சிலந்தித் தீர:

எருக்கம் பூ இரண்டுடன் சிறிதளவு பெருங்காயம் சேர்த்து அரவை செய்து, மிளகு அளவு உருண்டை திரட்டி, 5 நாள் 10 வேளை சாப்பிட்டு வர அமுங்கும்.

சர்வ இரணத் எண்ணை:

- அனைத்து ரண புண் ஆறிட.

துத்தம், துருசு, இந்துப்பு, மிருதாசிங்கி, வேப்பம்பட்டை, காசிக்கட்டி, கடுக்காய், இரசகற்பூரம், கார்போகஅரிசி, கந்தகம், பவளப்புற்று, சூடம், சாம்பிராணி, குருகுமுத்து, புகையிலை, கருஞ்சீரகம் இவைகள் வகைக்கு 3வராகன் எடுத்து தூள் செய்து கால்படி நல்லெண்ணெயில் காய்ச்சி சீசாவில் சேமித்து வைக்கவும்.

மருந்து கட்டும் முறை: காசுக்கட்டி, கடுக்காய் கலந்து காய்ச்சிய தண்ணீரில் புண்ணைக் கழுவி, மேலுள்ள மருந்தினை துணியில் தடவி அவ்வப்போது போட்டு வரவும். ஊண் நீர் வடியும் புண்ணிற்கு, இரண்டு சாமத்திற்கு ஒரு முறை மருந்திடவும்.

ஊரல் கிராந்தி தீர மருந்து

துத்தம் ½பலம் எடுத்து அதை துணியில் சுற்றி 5வரட்டியில் புடம் போட நீர்த்து விடும். அனல் நீங்கிய பின் அதை கல்வத்தில் அரைத்து வெண்ணெயில் குழப்பிப்போடத் தீரும்.

இராசபிளவை, அரையாப்புக் கட்டி, பவுத்திரம் உடைய

அமுக்றாவேர், கொடிவேலிவேர், கழற்சிவேர் இவைகளை சமளவு எடுத்து அரவை செய்து கட்டவும். அல்லது பழையபுளி, உப்பு இதை சமளவு வைத்து அம்மியில் அரைத்துக் கட்ட ஆணியுடன் வெளியேரும். இரணத்தில் மருந்திட்டுக் கொள்ளவும்.

அரையாப்புக் கட்டிக்கு உள், வெளி மருந்து

1. முருங்கை வேர்ப்பட்டை, புழுங்கலரிசி, உப்பு இவைகள் சமளவு சேர்த்து மைப்போல் அரவை செய்து கட்டி வரவும்.

2. முக்கொரண்டி வேரினை அரவை செய்து நல்லெண்ணெயில் காய்ச்சி 3 நாள் 6 வேளை அரைச்சங்கு அளவு உள்ளே கொடுக்கவும்.

3. கொடிவேலிவேர் 1பலம் இடித்து துணியில் சவித்துக் கொள்ளவும். கருப்பட்டி பலம் 1துளாக்கி கால்படி நல்லெண்ணெயில் காய்ச்சி வடிகட்டி சீசாவில் சேமித்து ஒரு தேக்கரண்டி வீதம் அந்தி சந்தி வேளை 3 நாள் 6 வேளை

சாப்பிடவும். பத்தியம்; 3 நாள் உப்பு புளி நீக்க. பதினைந்து நாள் கழித்து மறுபத்தியம் கட்டாயம் போடவும்.

வாத குன்மம் தீர

சில்லிமுள்ளிவேர், பொலிதும்பைவேர், திப்பிலி, பூடு, பெருங்காயம், ஓமம் இவைகள் சமமான எடை எடுத்து கோவைஇலைச்சாற்றில் 1சாமம் அரவை செய்து பின் ½பலம் வெல்லம் சேர்த்து அரைத்துக் கழற்சிக்காய் அளவு உருண்டை திரட்டி உலர்த்தி காலை, மாலை 15 நாள் சாப்பிடத் தீரும்.

எட்டு வகை குன்மும் தீர

சாரணத்தி வேர் ½பலம் தோண்டி வந்து இரு வராகன் அளவு எடுத்து பசும் பாலில் அரவை செய்து, மானிப்படி பாலில் கலந்து 48 நாள் காலையில் சாப்பிடவும்.

தீராத பெரும்பாடு தீர

உதியமரப்பட்டை, நவாமரப்பட்டை இவைகளை பச்சையாக கொண்டு வந்து சமஎடை எடுத்து இடித்து சாறு பிழிந்து சீனிக்காரப்பற்பம் 1வராகன், அதில் கலந்து 5 நாள் 10 வேளை சாப்பிடத் தீரும். அகபத்தியம், செம்புளி, கோழிக்கறி, மீன் தள்ளவும்.

தாது விருத்திக்கு

முருங்கைப்பூ, சாதிப்பத்திரிகாய், அபினி, பொரித்தவெங்காரம் இவைகள் 1 வராகன் எடை வீதம் தேன் விட்டு அரவை செய்து 14 உருண்டைகளாகத் திரட்டி 7 நாள் காலையில் மட்டும் சாப்பிடவும். எட்டாம் நாள் போகம் (பெண் உறவு) செய்யவும்.

மகோதரம் (வயிறு) நிகராமை (பொறுமல் திட்டு முட்டு அடித்தல்) தீர

விளா விதை இரண்டினை சூரணமாக்கி பசுங்கோமியத்தில் அரவை செய்து மானிப்படி அளவு ஒரு வாரம் காலையில் மட்டும் குடித்து வரவும்.

எனது அனுபவம்: கஸ்தூரி மஞ்சள் தூள் தூவி கலந்து குடிக்கவும். நல்ல பலன் கிடைக்கிறது.

எலிக்கடி, சில்லரை நஞ்சுக்கடிக்கு

ஆடு திண்ணாபாலை இலை 5 பிடிங்கி வெள்ளாட்டம் பாலில் அரவை செய்து, வெள்ளாட்டாம் பாலில் கலக்கி 5 நாள் 10 வேளை சாப்பிடவும். உப்பு, புளி தள்ளவும். செம்மறி ஆட்டுக்கறி, கோழிக்கறி, மீன் தள்ளவும்.

இரத்தக் கழிச்சல் வயிற்றுக் கடுப்பு தீர

1. *மாங்கொட்டை பருப்பு, வெந்தயம், கருவேப்பிலை, மாதுளம்பிஞ்சு இவைகள் ஒன்று எடுத்து, சுண்டவற்றல், புளியங்கொட்டை தொலியில் அரவை செய்து எருமைத் தயிரில் 3 நாள் 6 வேளை சாப்பிடத் தீரும்.*

2. *சாதிக்காயினை துவாரம் போட்டு அதில் அபினியை செலுத்தி எருமைச் சாணியை மேலே கவசமாக பூசி காடைப் புடம் போட்டு எடுக்க. மருந்தினை அரவை செய்து சுண்டக்காய் வீதம் 3 நாள் 6 வேளை காலை, மாலையில் சாப்பிடும் முன் சாப்பிடத் தீரும்.*

ஓரண்ட வாய்வு தீர

மிளகு, நாயுருவி இலை, வெள்ளப்பூடு, புங்கம்கொழுந்து இவைகளை சம அளவு எடுத்து அரவை செய்து, தெள்ளுக்காய் அளவு காலை, மாலை மூன்று நாள் சாப்பிடத் தீரும்.

ஸ்தனமில்லாத (மார்பு) பெண்களுக்கு

முத்துருக்கன் மூலம் (எழுத்தாணிப் பூண்டின் விதை) கை சிரங்கை எடுத்து பசும்பாலில் அரவை செய்து பாலில் கலக்கி ஒரு வாரம் சாப்பிட்டு வர, தனம் விம்மும்.

பித்த உமிழ் நீர் நிற்க

மொசுமொசுக்கை கசாயம் செய்து 5 நாள் பத்து வேளை, உணவிற்கு முன்பு காலை, மாலை சாப்பிடத் தீரும்.

வயிற்றில் இறந்த பிள்ளை விழுந்திட

வசம்பு, பெருங்காயம், பிள்ளைப்பால் விட்டு அரவை செய்து அடிவயிற்றில் தடவி விட பிள்ளை விழும்.

விப்புருதி கட்டு தீர

சித்தாமணக்கு 4பருப்பு, இதன் அளவு மஞ்சள், ஈராங்காயம் சம எடை எடுத்து நன்றாக அரவை செய்து எருக்கம்பாலில் அதை குழப்பி உருண்டையாக பிடித்து அதை நெல் உமியில் ஒரு சாமம் வைத்து அதனை வேகவைத்து காலை, மாலை 3 நாள் 6 வேளை சாப்பிடத் தீரும்.

எலிக்கடி தீர

பூவரசம் கொளுந்தினை பசும் பாலில் அரவை செய்து பசும் பாலில் கலக்கி 3 நாள் 6 வேளை குடிக்கவும்.

குன்மம் தீர

பேய்குமிட்டிஇலைச்சாறு, சித்தாமணக்குஎண்ணெய் சமலவு சேர்த்துக் கொள்ளவும். சுக்கு, திப்பிலி, மிளகு, இந்துப்பு, 1வராகன் எடுத்து இடித்து துணியில் சலித்து மேல்படி எண்ணெயில் கலக்கிச் சுண்டக்காய்ச்சி சீசாவில் சேமித்துக் கொள்ளவும். காலணா எடை அளவு எடுத்து 5 நாள், 10 வேளை சாப்பிடத் தீரும். உப்பு, புளி தள்ளவும். கடும் பத்தியம்.

பெண்களுக்கு பால் சுரக்க

1. தூண்டில் புழுவை பசும் பாலில் போட்டு ஊறவைத்துக் கழுவி எடுத்து அதை அரவை செய்து எலுமிச்சை அளவு எடுத்து பசும் பாலில் கலக்கி 5 நாள் 10 வேளை சாப்பிடவும். மருந்து சாப்பிடும் ஒவ்வொரு முறையும் தூண்டில் புழுவை பிடித்து அரவை செய்ய வேண்டும்.

2. தாளி இலையை அரவை செய்து வெண்ணீரில் கலக்கி 5 நாள் 10 வேளை கொடுக்கவும்.

3. கீழாநெல்லி இலையை அரவை செய்து 5 நாள் 10 வேளை கொடுக்கவும்.

எனது அனுபவம்: அறுவை சிகிச்சையால் குழந்தை பெற்றவர்களுக்கு இம் மருந்துகள் பெரிதாக பயனளிக்கவில்லை.

மாதவிடாய் சிக்கல்கள் தீர:

* மாதவிடாய் ஆகாத, மாதவிடாய் தள்ளிப்போவது, தீட்டு குறைவாக போகும் பெண்களுக்கு நோய் தீர.

1. பேய்குமுட்டிவேர், புகைக்கருக்கு, கார்போகஅரிசி இவைகளை கண்டங்கத்திரி பழச்சாற்றில் அரவை செய்திடவும்.

2. மாவிலிங்கம் பட்டையை சூரணம் செய்து அரிசி தீட்டிய (தெள்ளுத் தவிடு) தவிட்டில் கலந்து கொள்ளவும்.

3. எள்ளு செக்கு கழுவிய தண்ணீரில் 1பலம் ஓமம் சேர்த்து அரவை செய்து அளக்கு அளவு சாப்பிடவும்.

4. காய்ந்த கொடிவேலிவேரினை அரவை செய்து கொள் அவித்த தண்ணீரில் பிசைந்து கொள்ளவும். மேலுள்ள அனைத்தும் நெல்லிக்காய் அளவு 3 நாள் 6 வேளை, காலை, மாலை சாப்பிடும் முன் சாப்பிடவும். கைகண்ட மருந்து.

எனது அனுபவம்: மாதவிடாய் காலங்களில் தொடை வலி, குறுக்கு வலி இருந்தாலும் குணமாகிறது.

பெண்கள் கர்ப்பப் புண் தீர

1. காத்தட்டிஇலை, புண்ணாக்குஇலை இவைகள் கால்படி பிழிந்து கால்படி சித்தாமணக்கு எண்ணெயில் கலந்து கருப்பட்டி 1பலம் சேர்த்து மெழுகுப் பதமாக காய்ச்சி சேரிக்கவும்.

2. பாவைஇலைச்சாறு, குமுட்டிக்காய்ச்சாறு, எருக்குஇலைச்சாறு இவை அனைத்தும் கால்படி அளவு எடுத்து கால்படி வேப்பெண்ணெயில் விட்டு மெழுகுப் பதமாகக் காய்ச்சி சேகரிக்க.

3. சீந்தில்கொடிவேர், கொடிக்கள்ளிவேர் இவைகளை எடுத்து அரைப்படித் தண்ணீரில் போட்டு மானிப்படியாக வற்ற வைக்க. இம்மருந்தினை தினமும் தயாரிக்கவும்.

மருந்து சாப்பிடும் முறை; மேற்கண்ட மருந்துகள் அனைத்தையும் ஒரு காசு எடை அளவு 3 நாள் 6 வேளை சாப்பிடவும். மாதவிடாய் முடிந்து மூன்றாம் நாள் மருந்து குடிக்கத் துவங்கவும்.

எனது அனுபவம்: *40 நாட்கள் செங்கத்தாரி எண்ணை (அ) குங்கிலிய பற்பம் சாப்பிட நோய் அற்றுவிடுகிறது.*

இரத்த கிராணி தீர

நவாமரத்துப்பிசினை அரவை செய்து எருமைத் தயிரில் 3 நாள் 6 வேளை குடிக்கத் தீரும்.

அஸ்தி சுரம், நலுக்கல், இருமல் தீர

தவளைக் கறியை மசாலுடன் நெய்யில் வேகவைத்து 3 நாள் 6 வேளை சாப்பிடத் தீரும்.

பூரான், எலி, வண்டு, சிய்யான், மரவெட்டை, பெருச்சாளிக் கடி தீர

கருங்குறுவை நெல்லினை அவலாக இடிக்கும் போது ஆடுதிண்ணாப்பாலை இலையை சேர்த்து இடித்து 48 நாள் சாப்பிட்டத்தீரும்.

பாம்புக் கடிக்கு

பொன்னாவரை வேருடன் மிளகு சேர்த்து, சூரணமாக அரை மண்டலம் சாப்பிடத் தீரும்.

நீர் அடைப்பு, சதை அடைப்பு தீர

விளக்கெண்ணெய் மானிப்படி எடுத்து, அதில் ஈராங்காயம், பொரித்த வெங்காரம், கரித்தூள் 1 பலம் அரைத்து அதில் போட்டுக் கலக்கி, 3 நாள் காலையில் மட்டும் சாப்பிடவும்.

மூத்திரம் இறங்க, மேக நோய் 20-ம் தீர

1. *வெள்ளைப்பூடு 5 பலம் எடுத்து தோல் நீக்கி, 12 பலம் பசும் பாலில் போட்டு வேகவிட்டு, அதில் இரண்டு பலம் பசுநெய் விட்டு மெழுகுப் பதத்தில் இறக்கிடவும். சூடு குறையும் முன், சீனி 12 பலம், கோதுமை 2 பலம் எடுத்துத் தூவி சூடுஇருக்க அதைக்கிண்டி சேமித்து 15 நாள் காலை, மாலை சாப்பிடவும்.; மருந்தினை இரண்டு நாளுக்கு ஒரு முறை செய்து கொள்ளவும்,.*

2. திரிபாலை, பருத்தி விதைப்பருப்பு, புளியங்கொட்டைத் தோல், வேலாமரத்துப்பிசின், மஞ்சள், ஆவார விதையின் பருப்பு இவைகள் 1 பலம் எடுத்து, இடித்து இதை அத்திப்பாலில் (பட்டையை அரைத்து சாறு எடுக்க) அரவை செய்து சேமித்து வைக்கவும். நெல்லிக்காய் அளவு எருமை மோரில் கலக்கி காலை, மாலை 15 நாள் சாப்பிடத் தீரும்.

காதில் சீல் வடிவது தீர

1. மனோசீலை, தாளகம், சேங்கொட்டை இவைகள் 1வராகன் எடுத்து தூளாக்கி மாகானிப்படி நல்லெண்ணெயில் காய்ச்சும் போது வெள்ளாட்டு மூத்திரம் மானிப்படி விட்டு காய்ச்சி வடித்துச் சேகரிக்கவும். காதில் ஒரு சொட்டு மூன்று நாள் விடவும்.

2. சிட்டுக்குருவி இரத்தம் இரண்டு சொட்டு விடவும்.

3. வில்வபழசதையை நல்லெண்ணெயில் காய்ச்சி ஒரு சொட்டு விடவும்.

4. பருத்திக்காய், எருக்கம்காய் இவைகளை வாட்டிச் சாறுபிழிந்து ஒரு சொட்டு விடவும்.

5. இந்துப்பு, சுக்கு இவைகள் 1 வராகன் எடுத்து நல்லெண்ணெய் மானிப்படியில் போட்டுக் காய்ச்சி, வடிகட்டி ஒரு சொட்டு விடவும்.

6. பெருங்காயம், நீர்முள்ளிவேர், முருங்கைவேர், கொடிக்கள்ளிவேர் இவைகளைச் சாறு பிழிந்து, நல்லெண்ணெயில் காய்ச்சி வடிகட்டி ஒரு சொட்டு விடவும். இம்மருந்துகளை ஒரு சொட்டு வீதம் 3 நாள் இரவில் விடவும்.

காது இரைச்சல் தீர

தைவேளைஇலை, நல்லெண்ணெய் இவை சமளவு எடுத்து காய்ச்சி காதில் மூன்று நாள் இரவில் ஒரு சொட்டு விடவும். கைகண்ட மருந்து.

காதில் சதை வளர்ச்சி தீர

வீசம்படி நல்லெண்ணெயில் கரையான் பூச்சியைப் போட்டுக் காய்ச்சி வடிகட்டிக் கொள்ளவும் 10 நாள் இரவில் படுக்கும் போது ஒரு சொட்டு விடத் தீரும்.

காது பொங்குதல் சீல் வடிதல் தீர

புற்றுக்கரையான்கள் கையளவு எடுத்து அதை இடித்துத் தூள் செய்து மூக்குப்பொடிக்கும் குறைவாக காதில் போட்டு ஒரு சொட்டு எலுமிச்சாறு விடத் தீரும்.

வயிற்றுக் கடுப்புத் தீர

ஆலமரத்துவிழுதின் நுனியை எடுத்து எருமைத்தயிரில் அரவை செய்து, பழச்சாற்றில் கலக்கி 3 நாள் 6 வேளை காலையில் மட்டும் குடிக்கத் தீரும்.

கைகால் பித்தவெடிப்புத் தீர

1. மருதம் இலையை பசும்பால் விட்டு மைப்போல் அரைத்து நெல்லிகாய் அளவு காலையில் எழுந்தவுடன் 35 நாள் சாப்பிடவும்.

2. போஸ்தக்காய் பட்டையை கசாயமாக்கி 5 நாள் 5 வேளை குடிக்கத் தீரும்.

மூத்திரத்தில் இரத்தம் கலந்து வருவது தீர, கடுப்பு நீங்க

பச்சரிசி, விராலிஇலை சம அளவு எடுத்து எருமைப்பால் விட்டு அரவை செய்து குருவம்தெள் காய் அளவு 3 நாள் 6 வேளை சாப்பிடத் தீரும். கைகண்ட மருந்து.

பிள்ளை பெற்றவர் உதிரம் கட்டி தீர

வாழைகுருத்தினை எடுத்துச் சட்டியில் போட்டு வறுத்து சாம்பலாக்கிக்கொள்ளவும். அதில் சம எடை பனங்கருப்பட்டியை இடித்துப்போட்டுக் கிண்டி எடுத்து சிறுநெல்லி அளவு 4 வேளை 2 நாள் கொடுக்க உதிரம் வரும்.

சிறுவர்கள் பல்லில் இரத்தம் வடிவது தீர

பச்சை நன்னாரிவேரினை தோண்டி வெந்நீரில் அரவை செய்து சுண்டக்காய் வீதம் 3 நாள் 6 வேளை கொடுக்கத் தீரும்.

விதை வாய்வு தீர

1. காத்தட்டிவேர், பொரித்தவெங்காரம், மிளகு, நாயுருவிகாய் இவைகள் சமளவு எடுத்து அரவை செய்து குருவம் தெள் அளவு 7 நாள் 14 வேளை சாப்பிடவும்.

2. கடுக்காய், கழற்சிப்பருப்பு, சுக்கு, முடக்கத்தான்வேர் இவைகள் ¼பலம் எடுத்து அரைப்படி தண்ணீரில் போட்டு அரைக்கால் படியாக வற்ற வைத்து கசாயமாக 3 நாள் 6 வேளை குடிக்கத் தீரும். கைகண்ட மருந்து.

3. நொச்சிஇலையை பிட்டு அவியலாக அவித்து வெதும்பலோடு வீக்கத்தில் கோமணமாக 7 நாள் கட்டி வரத் தீரும்.

குளிர் தீர

பசும் மோரில் அரைக்கால்படி மிளகினை 8சாமம் ஊறல் போட்டு அதை நிழலில் காய வைத்து, கற்பூரம் 1வராகன் எடுத்து இவைகளை துளசி சாற்றில் அரவை செய்து, காலை, மாலை 3 நாள் 6 வேளை குருவம் தெள்ளளவு சாப்பிடத் தீரும்.

விடாதக் குளிர்காய்ச்சல் தீர

கோழி ஈரலில் அபினியைத் திணித்து கருகச் சுட்டு மென்று திங்கத் தீரும்.

வாந்தி, இருமல் தீர

வசம்பின் நுனியில் துணியைச் சுற்றி அதில் தீ மூட்டவும். துணியில் தீ பிடித்து கருகி வசம்பில் லேசாக கருகி இருக்கும். தீயினை அணைத்திடும் போது எழும்பும் புகையை உருஞ்சினால் நிற்கும்.

எனது அனுபவம்: வேப்பெண்ணையில் நனைத்து தீ மூட்டி உறிஞ்சிட விக்கலுடன் உள்ள நெஞ்சு குத்தும் சரியாகிறது.

இரத்த மூலம், உள்மூலம் தீர

எருக்கம்வேர்ப்பட்டையை வெயிலில் நன்றாகக் காயவைத்து இடித்து, சலித்துக் கண்ணாடிக் குடுவையில் வைத்துக் கொள்ளவும். இடிக்கும் போதும், சலிக்கும் போதும் படிகாரம் நனைத்த துணியை நாசியில் கட்டிக்கொள்ளவும். இதனை 1பலம் எடுத்து இதனுடன் புழுங்கல் அரிசி 1பலம், உளுந்தம் பருப்பு ¼பலம் சேர்த்து அரவை செய்து பசுநெய் அல்லது விளக்கெண்ணெயில் தோசை சுட்டு 3 நாள் 6 வேளை சாப்பிடத் தீரும். இரவு புலம்பல், தூக்கத்தில் நடக்கும் நோயும் தீரும்.

எனது அனுபவம்: பிரண்டை சூரணம் 25 முதல் 40 வரை சாப்பிட நோய் அற்று உடல் பலம், இந்திரிய பலம் பெறுகிறது.

சிரிகிராந்தி கரப்பான் தீர

பூவரவம் கொளுந்தினை பசுவின் பாலில் அரவை செய்து பசும்பாலில் கலக்கி 3 நாள் 6 வேளை குடிக்கத் தீரும். உப்பு, புளி தள்ளவும்.

அருகம் வேர் எண்ணை;

- பித்தம் 40, மேகம் 21, வாதம் 80 தீர

நிழலில் காயவைத்து சேகரித்து வைத்திருக்கும் அருகுவேர் 1விசை எடுத்து 8படி தண்ணீரில் போட்டு அதை அரைப்படியாக வற்றக்காய்ச்சிடவும். அதனை இறுத்து இரும்புச் சட்டியில் இட்டு அடுப்பில் ஏற்றவும். அதில் தூளாக்கிய 1பலம் கொத்தமல்லி, மிளகு, அரைப்படி நல்லெண்ணெய் விட்டுக் காய்ச்சி, வடிகட்டி பாத்திரத்தில் சேகரித்து, வாரம் ஒரு முறை தலைமுழுகி வரத் தீரும். உள்மருந்தும் சாப்பிடவும்.

சுரம், வீக்கம் தீர

ஒரு வீசை அருகுவேர் எடுத்து 4படி தண்ணீரில் போட்டு அரைப்படியாக வற்றக்காய்ச்சி 3 நாள் 6 வேளை மாகானிப்படி வீதம் காலை, மாலை சாப்பிடவும். வெள்ளாட்டங்கால் சூப்போட்டு குடிக்கத் தீரும்.

செங்கத்தாரி எண்ணை:

* தொண்டைப் புற்று, நாவுப் புற்று, கண்ணப் புற்று, நாக்கு வெடிப்பு, உதடு வெள்ளை, நாவு கொப்பளம், ஈறு வீக்கம், வாய்க் கிராந்தி தீர.

சித்தாமணக்கு எண்ணெய் 1/4 படி, செங்கத்தாரிப்பட்டை, வேப்பம்பட்டை, பூதகரப்பான் பட்டை (பீனாரி), கண்டங்கத்தரிவேர், நன்னாரிவேர், கழற்சிவேர், கிராந்திநாயகம்இலை, கிராம்புஇலை, கடுக்காய், சுக்கு, திப்பிலி, இவை 1வராகன் எடை அளவு எடுத்து நைய இடித்து கொதிக்கும் சித்தாமணக்கு எண்ணெயில் போட்டு காய்ச்சிடவும். எண்ணெய் செந்நிறத்தில் வருவது அறிந்து அடுப்பிலிருந்து இறக்கி ஆறிய பின் வடிகட்டி சீசாவில் சேமிக்கவும். முக்கால் துட்டு எடை அளவு 15 நாள், இருவேளை சாப்பிடத் தீரும். உணவில் புளி நீக்கி, உப்பு வறுத்து, அகபத்தியம். கைகண்ட மருந்து.

எனது அனுபவம்: குங்கில பற்பம் இரவில் (அ) ஒரு வேளை கொடுக்க 15 நாளில் நோய் தீர்கிறது.

இராமபாண குளிகை:

* சகல சுரம், சன்னி தீர

மஞ்சள், சாதிக்காய், சுக்கு, மிளகு, திப்பிலி, வாய்விலங்கம், கடுகுரோகினி, மரமஞ்சள், சுத்தி செய்த நாவி இவைகள் 2வராகன் வீதம் எடுத்து தூள் செய்து பழச்சாற்றில் 4சாமம் அரைத்து துவரை அளவு மாத்திரை செய்து நிழல் காய்ச்சலாக உலர்த்தி சீசாவில் சேமித்து வைக்கவும். சன்னிக்கு ஒரு குளிகையை அனுபானமாக முலைப்பால், இஞ்சிச்சாற்றில் உரசிக் கொடுக்கவும். காய்ச்சலுக்கு இஞ்சிச் சாற்றுடன், சுக்குக் கசாயம் கலந்து ஒரு மாத்திரையை உரசி கொடுக்கத் தீரும்.

தொப்புள், அடிவயிறு குன்னிபிடித்த ஓரண்ட வாய்வு தீர

பூடு, கழற்சிப்பருப்பு, சராண்திவேர் 2வராகன் எடுத்து அரவை செய்து கோழி முட்டையில் போட்டு, வேகவைத்து 2 வேளை சாப்பிடத் தீரும். உணவில் உப்பு வறுத்து, புளி நீக்கவும். அகபத்தியம். கைகண்ட மருந்து.

முடக்கு சூலை தீர

1. பிரகாரமும் (பழைய சுவர் செங்கல்), கழற்சிஇலையும் இடித்து வீக்கம் உள்ள மொழியில் வேதுபோடவும்.

2. தேங்காயினை துவாரம் செய்து அதிலுள்ள தண்ணீரை வடித்து விட்டு திருகுகள்ளிப்பால் விட்டு நிரப்பி புளியம் குச்சியால் துவாரத்தை மூடவும். புளியம்பட்டை விறகினால் புடம் போட்டு வேகவிட்டு எடுத்து தேங்காய் எண்ணெய் விட்டு அரவை செய்து, இரவில் பூசி காலையில் சுடுதண்ணீரில் புளிஇலையைப் போட்டுக் கொதிக்க வைத்து சூடு தாங்கும் அளவிற்கு ஒரு தண்ணீராக எடுத்துக் குளிக்கவும்.

3. திருகுக்கள்ளிவேர்ப்பட்டையை தேங்காய்எண்ணெயில் காய்ச்சி துவாளையாக போட்டு காலையில் குளிக்கத் தீரும். உள் மருந்து எடுக்கவும்.

ஊணில் தாக்கிய வயிற்றுக் கடுப்பு, இரத்தக்கடுப்பு தீர, கக்குவான் இருமல், மூலக்கடுப்பு தீர

1. ஊமச்சம்கூடு 10எடுத்து, ஓடு நீக்கி மஞ்சள் போட்டுக் கழுவி கரண்டியில் போட்டு பசு வெண்ணெய் சிறிது விட்டு, அதனுடன் சீரகத்தூள் கொஞ்சம் போட்டுக் கிண்டி வேக விட்டு இரண்டு வேளை சாப்பிடவும்.

2. எருமைகிடறி சாணியைப் பிழிந்து எருமைத் தயிரில் கலக்கி 3 வேளை குடிக்கவும்.

3. சாதிக்காயினை துவாரம் போட்டு அதில் அபினியைச் செலுத்தி எருமைச் சாணியால் கவசமாகப் பூசி, புடம் போட்டு எடுத்து அதை அரவை செய்து சிட்டிகை அளவு மோரில் (அ) தயிரில் கலந்து குடிக்கத்தீரும்.

கவண்கட்டு (ஊமை காய இரத்தக்கட்டு) தீர:

கண்டங்கத்தரிக்காய் இரண்டை எடுத்து குப்பமேனிச் சாற்றில் அரவை செய்து வேப்பெண்ணெய் ¼பலம் விட்டு வெதும்பலாகக் காய்ச்சி 3 நாள் 6 வேளை சாப்பிடத் தீரும். உப்பு வறுத்து, புளி நீக்கிச் சாப்பிடவும்.

தண்ணீர் தாகம் தீர

1. நோயாளியின் முடியைக் கருக்கி தேனில் குழப்பி நாவில் தடவவும்.

2. பனங்குருத்தினை நறுக்கிச் சட்டியிலிட்டு வேகவிட்டு அதனை இறுத்து ஆறியபின் குடிக்க உடனே தீரும்.

சிறு குழந்தைகள் இளப்பு தீர

கடுக்காய், கஸ்தூரிமஞ்சள், சாதிக்காய் இவைகளைத் தூள் செய்து தேனில் குழப்பிச் சாப்பிடத் தீரும்.

விக்கல் தீர

1. சந்தனம், சாம்புராணி இவை இரண்டையும் அரவை செய்து, துணியில் சுத்தி தீ வைத்து, தீயினை அமர்த்திட புகை உண்டாகும். அப்புகையை உறுஞ்சிட உடனே நிற்கும்.

2. வில்வ வேர் கசாயம் குடிக்கத் தீரும். மேலுள்ள இரண்டும் கைகண்ட மருந்து.

மலம் கட்டிய சுவாண அடைப்பு தீர

வேலிப்பருத்திஇலைசாறு, வெள்ளப்பூடு, திப்பிலி இவைகளை அரவை செய்து கழற்சிக்காய் அளவு எடுத்து சுடுதண்ணீரில் கலந்து குடிக்க, பேதியாகும். பேதியாகவில்லையெனில் கருப்பு திராட்சை விதையை தூள் செய்து சுவாணத்தில் திணித்து ஊது குழலால் ஊதி விட உடனே பேதியாகும்.

திசை முக பற்பம்

- கைகால் வெடிப்பு, சுவாண வெடிப்பு, உயிர்தள வெடிப்பு அரிப்பு, சன்னி தீர

இந்துப்பு, வெடியுப்பு, கல்லுப்பு, அப்பளாகாரம் இவைகள் ¼பலம் எடுத்து கோழி ஆவாரை இலைச்சாற்றில் அரவை செய்து வில்லையாக தட்டி நிழலில் காயவைக்கவும். காய்ந்த பின் கவு சட்டியில் காடைப் புடம் போடவும். நீர்த்த பின் எடுத்து கல்வத்தில் அரவை செய்து சீசாவில் சேமித்து வைக்கவும். காலை, மாலை 15 நாள் அரிசி எடை தேனில் குழப்பிச் சாப்பிடவும். அகபத்தியம்.

எனது அனுபவம்: உயிர்தள அரிப்பு, எரிச்சல் கண்டவர்களுக்கும் கொடுக்கவும். கொடிவேலி வேர் எண்ணையும் குடிக்கவும்.

சித்தா இடிவல்லாதி இளகியம்:

மேகஊறல், உடல்வெளுப்பு, முடக்குச்சூலை, சொறிசிரங்கு, புழுவெட்டு, கடிவிசம், திமிர்குட்டம். கண்டமாலை, கண்ணப்புற்று, கிராணி, பிளவை தீர

கொடிவேலிவேர், வெள்ளருகு, சிவனார்வேம்பு, சங்கம்வேர், சங்கம்குப்பிவேர், கொல்லம்கோவைக்கிழங்கு, அமுக்றாவேர், சின்னிவேர், விளாத்திகுமிழ், மிளகரணை, கருஞ்சூரைவேர், பிரம்பன்கிழங்கு, தைவேளைவேர், பீனாரிப்பட்டை, தேங்காய், நீரடிமுத்து, வெப்பாலைஅரிசி, கருஞ்சீரகம், நாட்டுச்சீரகம், கந்தகம், துருசு, துத்தம், எள்ளு, கொள்ளு, சேங்கொட்டை இவைகள் வகைக்கு பலம்¼, பரங்கிப்பட்டை 1பலம், இதனுடன் சேர்த்து 1வீசை பனங்கருப்பட்டியில் போட்டு 4சாமம் இடித்து மெழுகு பதமாக்கி குருவம் தெள்ளளவு 48 நாள் சாப்பிடவும். (கந்தகம், சேங்கொட்டை சுத்தி செய்க).

கால்வெடிப்புத் தீர

சுண்ணாம்புக் கல்லினை பசும்பால் விட்டு, 7 நாள் ஆவி பிடிக்கவும்.

பெரும்பாடு தீர

நாவல் மரத்துப்பட்டை 20பலம் எடுத்து இடித்து, 8படி தண்ணீரில் போட்டு கால் படியாக வற்றவைத்து துணியில் இறுத்துக்கொள்ளவும். இந்தக் கசாயத்தை இரும்புச் சட்டியில் ஊற்றி அடுப்பில் ஏற்றி சிறு தீயாக எரிக்கவும். அதில் பெருமரத்துப்பட்டை, கர்கடகச்சிங்கி, அதிமதுரம், அதிவிடயம், சடாமஞ்சி, கூகைநீர், தேசாவரம், சிறுநாகப்பூ, பனங்கிழங்கு, நன்னாரிவேர் இவைகள் 2வராகன் எடை எடுத்து பசும்பாலில் அரவை செய்து இரும்புச் சட்டியில் காய்ச்சப்படும் கசாயத்தில் போட்டுக் கிண்டவும். மருந்து கெட்டி சேருவது அறிந்து 1/4பசு நெய் ஊற்றிக் கிண்டி மெழுகுப் பதம் கண்டவுடன் இறக்கவும். ஒரு நாளுக்கு ஒரு வேளை தேக்கரண்டி அளவு 15 நாள் சாப்பிட்டு வரத் தீரும். கைகண்ட மருந்து.

எனது அனுபவம்: ஆராக்கீரை சூப் குடிக்க விரைவில் நோய் தீருகிறது.

பொன்னாங்கன்னி எண்ணை:

- மூலச்சூடு, உடல் எரிச்சல், காந்தல், கைகால் எரிச்சல், கண் எரிவு தீர

பொன்னாங்கன்னி, கரப்பான், பசும்பால், பழச்சாறு இவைகள் மானிப்படி அளவு சேகரிக்கவும். 1பலம் அதிமதுரத்தை பசும் பாலில் அரவை செய்து மேலுள்ள சாற்றில் கலக்கி அடுப்பில் ஏற்றி சிறு தீயாக எரிக்கவும். கொதிகண்ட பின்பு கற்கண்டு, கோஷ்டம், கோரோசனை, சாதிக்காய், சாதிப்பத்திரி, இவைகள் 1வராகன் வீதம் எடுத்து, இடித்து, சளித்து அதனுள் போட்டுக் கிண்டி சுண்டக் காய்ச்சி இறக்கி வைக்கவும். ஆறிய பின் வடிகட்டி சீசாவில் சேகரிக்கவும். அரைச் சங்களவு அந்தி சந்தி 15 நாள் சாப்பிடவும். எண்ணெய் தேய்த்து தலைமுழுகி வரவும்.

கபாலத் எண்ணை:

- கண் புகைச்சல், நீர் வடிதல், மண்டைக்குத்து, பீனிசம் தீர.

நல்லெண்ணெய் அரைப்படி எடுத்துக்கொள்ளவும். தேசாவரம் வ-பலம், ¼, பலம் சுக்கு கத்திரிமஞ்சள், கருஞ்சீரகம், மிளகு, கோஷ்டம், அக்ராகாரம், சந்தனக்கட்டை, நன்னாரிவேர், சித்தகத்திப்பூ இவைகள் ½பலம் எடுத்துக் கொள்ளவும். சீரகம், அதிமதுரம் 1பலம், வால்மிளகு, வெள்ளைமிளகு, இலவங்கப்பட்டை, பூடு, பொன்னாங்கன்னி, குளூதாமரை ஓரிலைத்தாமரை, சாரணத்திவேர், கருநொச்சி 2பலம் எடுத்து இவைகளை இடித்து தூள் செய்து நல்லெண்ணெயில் போட்டுக் காய்ச்சிடவும். கொதி வந்தவுடன் 4பழச்சாறு பிழிந்து காய்ச்சி வடிகட்டி வைத்து 4 வாரம் தலைமுழுகி வரத் தீரும். கைகண்ட மருந்து.

கபால இடி தீர எண்ணை

வெற்றிலைச்சாறு, மருதாணிசாறு, வெள்ளருகுசாறு, பழச்சாறு, காத்தட்டிசாறு, கரப்பான்தழைசாறு இவைகள் படி-வ, எடுத்துக்கொள்க. இவைகளை ஒன்றாக்கிச் சட்டியில் போட்டு வற்றக் காய்ச்சவும். அதில் அபினி, கஞ்சங்குல்லைப்பூ, வெந்தயம், கருஞ்சீரகம், கிராம்பு–ளு- பலம் அளவும், கஸ்தூரிமஞ்சள்,

மஞ்சள், சாதிக்காய், சாதிப்பத்திரி, சந்தனம் 1பலமும், தேங்காய் ஒன்றும் சேர்த்து, இடித்து இரும்பு சட்டியில் காய்ந்திடும் சாற்றில் கலக்கவும். நன்றாக கிண்டி விட்டு தண்ணீர் சாவது அறிந்து அதில் நல்லெண்ணெய்-இ, அளவு ஊற்றி காய்ச்சி வடிகட்டி சீசாவில் சேமிக்கவும். இந்த எண்ணெயை வாரம் இரு முறை தலைமுழுகி வரவும். கைகண்ட மருந்து.

தண்ணீ தாகம், நீர் வறச்சி தீர

தும்பைப்பூ, வெண்மெழுகு, அமிர்தப்பால் ஆணுக்கு பெண் சிறுநீரிலும், பெண்ணுக்கு ஆண் சிறுநீரிலும் அரவை செய்து கொடுக்கத் தீரும்.

கபால வாய்வு, கபால வலி, மண்டைக்குத்து, ஒரு தலைவலி தீர

மலைவேம்பு, செவ்வரளி, குருகுமுத்து, நொச்சிச்சாறு இவைகள் இடித்து படி-ளு, எடுத்து, நல்லெண்ணெய்-வ-படி அளவு எடுத்து ஒன்றாகக் கலக்கவும். இதில் கருஞ்சீரகம், வால்மிளகு, பூடு பலம்-க-எடுத்து இவைகளை இடித்து அதில் போட்டுக் காய்ச்சி வாரம் ஒரு முறை தலைமுழுகி வரத் தீரும்.

ஒரு தலைவலி தீர ஆவி பிடித்தல்

தேங்காய் எண்ணெய் படி-ளு- எடுத்துக் கொதிக்க வைத்து குங்குமப்பூ 1வராகன் 2பலம் சுக்கு இவைகளை இடித்து அதில் போட்டு ஆவி பிடிக்கத்தீரும்.

காய்ச்சலால் வரும் காந்தல் தீர

பேய்புடல், பேய்பீக்கை, விஷ்ணுகிராந்தி, நெல்லிஇலை, பற்படாகம் இவைகளை கசாயம் செய்து, அரிசி எடை லிங்கசெந்தூரம் கலந்து 3 நாள் 6 வேளை குடிக்கத்தீரும்.

மண்டைக்கரப்பான் தீர எண்ணை

அவுரிவேர்ப்பட்டை, வெள்ளப்பூடு, வசம்பு, சுருள்ப்பட்டை, வலப்புரிக்காய் இவைகள் ஒரே அளவாக சேகரித்து இடித்து சளித்துக்கொள்ளவும். இதனை அரைப்படி நல்லெண்ணெயில் போட்டுக் கலக்கி 1 நாள் சூரியபுடமாக வைத்து எடுத்து வைக்கவும். 4வாரம் சனி வாரக்கிழமைகளில் குளித்து வரத் தீரும்.

சிறு குழந்தைகள் வாந்தி நிற்க

வில்வவேர், சுக்கு இவைகளைத் தட்டி கசயமாகச் செய்து 3 வேளை கொடுக்கவும் தீரும். நமச்சிவாயம் செட்டியார் அருளியது.

குழந்தைகள் மந்தம் 8-க்கும்

வசம்பினைக்கருக்கி தூள் செய்து கொள்ளவும், பெருங்காயம், பூடு இவைகளை அரைத்து நன்றாக சுருக்கு (கம்பியை காய வைத்து சாற்றில் ஐந்து முறை முக்குதல்) கொடுத்த பொடுகுதழைச்சாற்றை அதில் கலக்கிக் கொள்ளவும். இரண்டு மாதமான குழந்தைக்கு உள் நாக்கில் தடவவும். அதற்கு மேல் உள்ள குழந்தைகளுக்கு கால் சங்கு அளவும், ஆறுமாத பிள்ளைகளுக்கு அரை சங்கு அளவும் கொடுக்கவும். நமச்சிவயம் செட்டி அருளியது.

பொதுவான ஏப்பம், வாய்வு தீர

கழற்ச்சிப்பருப்பு ஒன்றுடன் இதன் அளவு பச்சையான மூக்கரச்சான் வேர் வைத்து அரவை செய்து 3 நாள் 6 வேளை சாப்பிடவும். புளி தள்ளி சாப்பிடத் தீரும்.

வாய்விற்கு உப்பு கட்டு

சோற்றுஉப்பினை பழுத்த கொடிக்கள்ளிச் சாற்றில் அரவை செய்து, உப்பினை காயவைத்து உருண்டையாக பிடித்து புடம் போட்டு எடுத்து சுக்கு கசாயத்தில் கொடுக்கவும். கொடிக்கள்ளியை தீயில் வாட்டி சாறு பிழிந்திட. கைகண்ட மருந்து.

உப்பு பற்பம்:

- வாய்வு, வயிற்று குத்தல், அல்லை குத்து, செமியாமல் புளித்த ஏப்பம், வயிறு மந்தம் தீர

கால்படி உப்பினை இடித்து உருண்டையாகப் பிடித்து அதன் மேல்பூச்சாக இலந்தை இலையை இடித்து கவசமாக்கி 20வராட்டியில் புடம் போட நீர்த்து விடும். அதனை கல்வத்தில் அரைத்து சேமித்து, அரிசி எடை தேனில் 48 நாள் சாப்பிடவும்.

செமியாது புளிச்ச ஏப்பத்துடன் வயிறு குத்தல் இருந்தால் இம்மருந்து சாப்பிட்டு சிறிது நேரத்தில் வாந்தி வரலாம். வந்தால் எடுக்கவும். ஒரு நாழிகை கழித்து இதே மருந்தினை சாப்பிட

நோய் தீரும். இலந்தை கொப்பினை வெட்டி வெயிலில் ஒரு நாள் காயவைத்த பின்னர் கொப்பினை தடியால் தட்டினால் இலந்தை இலை உதிரும். இலையைத் தண்ணீர் விட்டு அரைத்துக் கொள்ளவும். நமச்சிவாய செட்டி அருளியது. கை கண்ட மருந்து.

கோழையுடன் சளி, நெஞ்சுச் சளி, இரவு இருமல், கோழைக்கட்டு, தொண்டை கரகரப்பு, சளிகட்டு தீர:

கண்டங்ககத்திரிஇலை, மாவிலிங்கம்இலை, பூடு, மிளகு, சீரகம் இவைகளை புளிச்சதண்ணீரில் இடித்து பெரியவர்களுக்கு மானிப்படியும், சிறியவர்களுக்கு ஒரு சங்கு அளவும் மூன்று நாள் குடிக்கத் தீரும். கை கண்ட மருந்து.

செரிமானமாகாத புளித்த ஏப்பம் தீர

ஓமம் 1பலம் எடுத்து கரப்பான் சாற்றில் 30நாழிகை ஊரல் போட்டு அதை எடுத்து உலர வைத்து அரவை செய்திடவும். மருந்தின் சமன் எடை கருப்பட்டி சேர்த்து பிடித்தபிடி அளவு காலை, மாலை 15 நாள் சாப்பிடத் தீரும். கை கண்ட மருந்து.

செமியாத காய்ச்சல் தீர

நொச்சிஇலை, வேலிப்பருத்திஇலை, முடக்காத்தான்இலை, நிலவாகை, பூடு, திப்பிலி, சுக்கு, இவைகள் தேவை அறிந்து எடுத்து தண்ணீரில் போட்டு கசாயமாகக் குடிக்கத் தீரும்.

சன்னி இழுவைக்கு வேது வைக்கும் பொட்டலம்

தேங்காய், பூடு, கருஞ்சீரகம், வசம்பு, உப்பு, எருக்கம்பூ இவைகளை இடித்து பொட்டலமாக்கி வேப்பெண்ணெய்யை காய்ச்சி அதில் பொட்டலத்தை முக்கி வெதும்பலாக வேது வைக்கவும்.

வாத, பித்த, சிலேத்துமம் சேர்ந்த குளிர் காய்ச்சலால் வரும் இளைப்பு, அதனால் ஏற்படும் சன்னி 18-ம் தீர

மல்லிகைவேர், தலைசுருளிவேர், முருங்கைபட்டை, வில்வவேர், தூதுவளைவேர் இவை அனைத்தும் ¼பலம், அக்ராகாரம், நெல்லிபருப்பு-ங-வராகன், கண்டங்கத்திரிவேர் ¼வராகன் எடை, 1வராகன் செவியம் எடுத்து இவைகளை ஒன்றாக இடித்து ஒருபடி

தண்ணீரில் போட்டு மானிப்படி அளவு வற்றக் காய்ச்சி தேக்கரண்டி அளவு 3 நாள் 6 வேளை சாப்பிடத்தீரும்.

சன்னி 18-ம் தீர கசாயம்

மாவிலிங்கம் பட்டை, கிளிஊஞ்சல் பட்டை, முருங்கைப்பட்டை, இஞ்சி இவைகள் ஓர்நிறையாக எடுத்து நைய இடித்து ஒருபடி தண்ணீரில் போட்டு கால்படியாக வற்றக் காய்ச்சி துணியில் வடிகட்டிக் கொள்ள. இந்த கசாயத்தை அரைவீசம்படி அளவு எடுத்து 3 நாள் காலையில் மட்டும் குடிக்கவும். உணவில் புளி நீக்கி, உப்பு வறுத்துப் போடவும்.

சகல இரணத்திற்கு களிம்பு

தேவையான அளவு புளியயிலையைச் சாறு பிழிந்து, அதில் மடல் துத்தம் சேர்த்து அரவை செய்து வெதுப்பிய பின் பசு வெண்ணெயில் குழப்பி சீசாவில் சேமித்து, துணியில் தடவி புண்ணில் போட்டு வர புண் ஆறும். கை கண்ட மருந்து.

எனது அனுபவம்: இம் மருந்து 10 முதல் 15 நாட்களுக்குள் கெட்டு விடும்.

தொக்கம் (சீராணமாகாத வயிற்றுப் பொறுமல்) தீர

கருப்பட்டி, பெருங்காயம் இவைகள் ½பலம், எடுத்து அரவை செய்து துணியில் பரப்பி, சுருட்டவும். துணியின் மேல்பாகத்தில் நாயுருவி இலையுடன், மஞ்சள் சமளவு சேர்த்து அரவை செய்து பூச்சாகப் போட்டு நிழலில் ஒரு நாள் உலர வைக்க. இதனை இரண்டு கைபிடி அளவு உப்பம்பருத்திமார் மீது வைத்து எரிக்கவும். துணியில் உள்ளுள்ள மருந்து பிசின் போலாகி இருக்கும். அதை எடுத்து செய்து மேய்ச்சலுக்குப் போய் வரும் வெள்ளாட்டில் இரும்பு போனியில் பால் பீய்ச்சி மருந்தினைக் கலக்கிக் கொடுக்கவும். பெரியவர்களுக்கு மானிப்படியும், சிறியவர்களுக்கு ஒரு சங்கு அளவும் கொடுக்கவும். மருந்து கொடுக்க நேரம் காலம் இல்லை. கை கண்ட மருந்து.

குழந்தைகள் கக்குவான் இருமல் தீர

1. பசுநெய்யினை உருகவிட்டு தூதுவளைச் சாற்றை அதில் கலந்து ஒரு கொதிக்கவிட்டு குழந்தையின் உடல் திடமறிந்து கால் சங்கு முதல் ஒரு சங்கு வரை 3 நாள் 6 வேளை கொடுக்கவும்.

2. மயில் இறகினை கருக்கி தேனில் குழப்பி நக்கவும். 3 நாள் 6 வேளை.

கண்டமாலை, இராசபிளவை, அரையாப்புக் கட்டி, சிலந்தி புண் ஆரிட

வேப்பெண்ணெய் மானிப்படி, 1பலம் ஈராங்காயம், திரிகடுகு, வேப்பம்பட்டை, குங்கிலியம், கந்தகம், துத்தம், துருசு, மிருதாசிங்கி இவைகள் 1வராகன் எடுத்து அரவை செய்து சீசாவில் சேமித்து வைக்கவும். மருந்தினை வெள்ளாவியில் வெளுத்த துணியில்ஊட்டி மாறி மாறிப் போட்டு வரவும். செம்புண் பட்ட பின்னர் காசிக்கட்டி, கடுக்காய் தூள் போட்ட வெண்ணீரில் நன்றாகக் கொதிக்க வைத்துப் புண்ணைக் கழுவி மருந்தினை தொடர ஆறும்.

மாடு தகை, இளைப்பு, இரை எடுக்காது, தண்ணீர் குடிக்காது, கெல் கெல் என்ற இருமல் தீர

கோழி முட்டை 1, வெள்ளப்பூடு, கோஷ்டம், அக்கராகாரம், தேசாவரம், சதகுப்பை, பெருங்காயம், உளுந்தம்பருப்பு, ஓமம் இவைகள் இ-பலம் எடுத்து ளு-சீரகம், 1தேங்காய், கொழிஞ்சிஇலை இரண்டு கைப்பிடி அளவு எடுத்து இவைகளை இடிக்கும் போது, மானிப்படி அளவு வேப்பெண்ணெய், நல்லெண்ணெய், விளக்கெண்ணெய் இவை மூன்றும் சேர்த்து இடித்து மூன்று உருண்டை திரட்டி போடவும். உசிலமரத்து இலையை பொடியாக்கி வெண்ணீரில் கலக்கி 3 நாள் கொடுக்கவும். கை கண்ட மருந்து. கதிர்வேல்சாமிகள் அருளியது.

வீரபத்திர கலிக்கம்:

● சன்னி, தோசம் தீர

திரிகடுகு, கடுக்காய், இந்துப்பு, கரிய பவழம், கிராம்பு இவைகள் 1வராகன் எடை எடுத்து வெந்தயச்சாற்றில் அரவை செய்து இரண்டு சொட்டு காதில் விடவும்.

நசியம்:

● கபவாதம், பித்தத்தால் கண்ட தோசம், பிரமருச்சதன், அரண்டு ஓடுபவது தீர,

இலுப்பம் புண்ணாக்கினை பொடி செய்து சிறுநீரில் பிசைந்து பொட்டலமாகக் கட்டி கண்ணில் ஒரு சொட்டு பிழிந்து விடத் தீரும்.

காந்தல், காய்ச்சல், மந்திப்புத் தீர

தங்கம், வெள்ளி, செம்பு, ஈயம், பொன்னு, பவழம், உத்திராச்சக்காய், மயில்இறகு, புள்ளிமான் கோரோசனை, தும்பைப்பூ, தூண்டில்புழு இவையெல்லாம் அமிர்தப்பாலில் உரசி, தேன் சேர்த்து நாவில் தடவவும்.

காதில் சீல் வடிவது தீர

வெள்ளாட்டம் கொழுப்புடன், வேலிப்பருத்திசாற்றைக் கலந்து காய்ச்சிக் கெட்டியான பருத்தித் துணியில் வடிகட்டி காதில் ஒரு சொட்டு மூன்று நாள் விடவும். காதில் பஞ்சு வைத்துக் கொள்ளவும். கதிர்வேல்சாமிகள் அருளியது.

கபால இடி, இடிசூலை, மண்டைக்குத்து

தயான்தகனாசாறு, கழற்சிஇலைச்சாறு, அவுரிஇலைச்சாறு, பழச்சாறு, சாதிக்காய், சாதிப்பத்திரி, கிராம்பு, அபினி, செண்பகப்பூ, நெல்லிக்காய், சந்தனத்தூள் இவைகள் 1பலம் எடுத்து, பசும்பால், நல்லெண்ணெய் கால்படி விட்டு மேலுள்ளவைகளை இடித்துப்போட்டு நன்றாகக் காய்ச்சி, வடிகட்டி வாரம் இரு முறை 4வாரம் தலை குளித்து வரத் தீரும்.

கபாட இளகியம்:

- கிராணி தீர

நாவல்மரத்துப்பட்டை, உதியம்பட்டை 10பலம் எடுத்து இவைகளை நையத்தட்டி 8படி தண்ணீரில் போட்டு 1படியாக வற்றவைக்கவும். இதில் சுத்தி செய்த கஞ்சங்குல்லைப்பூ 1பலம், கருப்பட்டி 10பலம் போட்டுக் கிண்டவும். இதற்கு முன்பாக மிளகு, சுக்கு, கடுகுறோகினி, அத்திப்பூ, வால்மிளகு, சிறுநாகப்பூ, கொத்தமல்லி, கிராம்பு, சாதிப்பத்திரி, சாதிக்காய், அதிவிடயம், திப்பிலி இவைகள் வகைக்கு 1பலம் எடுத்து இடித்து, சளித்து வற்ற வைத்த பாகில் இவைகளைப் போட்டுக் கிண்டவும். சிறு தீயாக எரித்துக் கொள்ளவும். அதில் கால்படி தேன், பசு நெய் விட்டு

கிண்டி இறக்கி சீசாவில் சேமிக்கவும். குருவம்தெள்ளவு காலை, மாலை இரு வேளை 48 நாள் சாப்பிடத் தீரும்.

படுத்துக்கொண்டு தலையை உருட்டும் பிள்ளைகளுக்கு, தலை நிற்காத பிள்ளைகளுக்கு

மலை வாழைப்பழம் 20 எடுத்து அதை தீயில் வாட்டிக்கொள்க. அதைப் பிசைந்து துணியில் கட்டி கை வெதும்பலாக உடல் முழுக்க வேது போடவும்.

விச கடிகளுக்கு மருந்து

எலிக்கடி; காய்ந்த பெரும்பூனை மலம் 2வராகன் ¼ பலம் கருப்பட்டியில் அரவை செய்து 5 நாள் 10 வேளை உப்பு புளி நீக்கி பத்தியத்துடன் சாப்பிடவும்.

சியான்கடி; கொல்லம் கோவைங்கிழங்கினை அரவை செய்து மிளகு அளவு உருண்டை திரட்டி 3 நாள் 6 வேளை பத்தியத்துடன் சாப்பிடவும்.

பெருச்சாளிகடி; வெள்ளருகுவேரினைத் தண்ணீரில் அரவை செய்து மானிப்படி 3 நாள் 6 வேளை சாப்பிடவும்.

இரவு புலம்பல் தீர

முடக்காத்தான்இலை, குப்பைமேனிஇலை இவைகளைச் சேர்த்துக் கசாயமாக்கி மானிப்படி அளவு 3 நாள் 6 வேளை சாப்பிடவும்.

வெள்ளப்பூடு இளகியம்:

● எரி குன்ம வாய்வு தீர

பூடு 32பலம் அளவு எடுத்து தோல் நீக்கி, அதை 4படித்தண்ணீரில் போட்டு மாகானிப்படியாக வற்றக் காய்ச்சி அதில் 2பலம் சர்க்கரை போட்டு பாகு போல் கிண்டவும். அதற்கு முன்பாக பெருங்காயம், சுக்கு, வால்மிளகு, மிளகு, கடுகு, இந்துப்பு, ஓமம், ஏலம், திப்பிலி, சீரகம், திரிபலா, வெப்பாலை அரிசி, அதிவிடயம், வாய்விலங்கம் இவைகள் ½பலம் வீதம் எடுத்து இடித்து, துணியில் சலித்து பாகில் கலந்து கிண்டவும். கடைசியாக மானிப்படி நெய் விட்டு நன்றாகக் கிண்டி சீசாவில் சேமிக்கவும். தெள்ளுகாய் அளவு காலை, மாலை 15 நாள் சாப்பிடத் தீரும்.

சிறு குழந்தைகள் இளப்பு தீர

சாதிக்காய், கடுக்காய், திப்பிலி, சித்தரத்தை, கஸ்தூரிமஞ்சள் இவைகளை அளவாக (மூன்று முறை உரசவும்) தேனில் உரசிக் கொடுக்கவும்.

நரம்புச் சிலந்தி தீர

வாடிய 5எருக்கம்பூ எடுத்து இதனளவு பெருங்காயம் சேர்த்து அரவை செய்து 7 நாள் சுண்டைக்காய் வீதம் காலை, மாலை சாப்பிடவும். தினமும் மருந்துப் பொருள்களை சேகரித்து அரைத்துக் கொள்ளவும். உப்பு புளி நீக்கி பத்தியம்.

பித்த உமிழ் நீர் தீர

மொசுமொசுக்கையை 1 படி தண்ணீரில் போட்டு அரைக்கால்படியாக வற்றக்காய்ச்சி 5 நாள் 10 வேளை ஒரு சங்கு அளவு குடிக்கவும். அன்றாடம் மருந்து தயாரித்துக் கொள்ளவும். உப்பு, புளி நீக்கிப் பத்தியம்.

குன்மம் தீர எண்ணை

சுக்கு, திப்பிலி, மிளகு, இந்துப்பு இவைகள் 1வராகன் எடுத்து இடித்து துணியில் சலித்துக்கொள்ளவும். மானிப்படி அளவு பேய்குமிட்டிசாறு, சித்தாமணக்கு எண்ணெய் இவைகளுடன் மருந்துகளைப் போட்டு வற்றக் காய்ச்சி சீசாவில் சேமிக்கவும். முக்கால் துட்டு எடை அளவு 5 நாள் 10 வேளை சாப்பிடத் தீரும். உப்பு, புளி நீக்கி பத்தியம்.

இரத்தக் கிராணித் தீர

1. நாவாமரத்துப்பிசினை எருமைத் தயிரில் கலக்கி 3 நாள் 6 வேளை சாப்பிடத் தீரும்.

2. புளியங்கொட்டை தொளியை அரவை செய்து எருமைத் தயிரில் கலக்கிக் குடிக்கவும்.

காது அடைப்புக்கு எண்ணை

கருவேலம் அல்லது சாலி மரத்தில் உள்ள புழுக்கூடு, கருஞ்சீரகம், கத்திரிமஞ்சள், கார்போகஅரிசி இவைகளை 1பலம் எடுத்து

அரவை செய்து, மானிப்படி தேங்காய் எண்ணெயில் போட்டுக் காய்ச்சி கெட்டியான துணியில் வடித்து இறுத்து, 3 நாள்களுக்கு ஒரு சொட்டு காதில் விடவும். மருந்து ஊற்றிய பின் காதில் பஞ்சு வைத்து அடைத்துக் கொள்ளத் தீரும்.

முத்து சிப்பி (பலகறை) பற்பம்

முத்து சிப்பி ஒரு பலம் எடுத்து அதனை பழச்சாறு மூழ்கிடும் அளவிற்கு உள்ளே போட்டு ஒரு பகல் ஒரு இரவு கணக்கில் வெயில், குளிரில் வைக்க பலகறை சுத்தி. இதனை எடுத்து தண்ணீரில் இருமூன்று முறை கழுவி எடுத்து கவசப் புடம் போடவும். தீ ஆறிய பின் எடுத்து சுரபுன்னை சமூலமாக இடித்து 4பலம் சாறு பிழிந்து பற்பமான சிப்பியில் ஊற்றி 6 நாள் அரைக்கவும். அதனை வில்லை தட்டி வெயில், பனி இரண்டிலும் 5 நாள் உலர வைத்து எடுக்கவும். இதை 20வராட்டியில் குக்கிப்புடம் போட்டு எடுக்கவும். இதை எடுத்து கொடிவேலி சமூலச் சாறு 4பலம் விட்டு 5 நாள் அரைத்து வில்லை தட்டி, 4 நாள் வெயில், பனியில் காயவைத்து குக்கிப்புடம் போட்டு எடுக்கவும். அடுத்து கல்அத்தி சமூலச்சாறு 4பலம் விட்டு 3 நாள் அரவை செய்து 2 நாள் வெயில் பனியில் காயவைத்து புடம் போட்டு எடுக்க. இதனை நிலோற்பம், (நீல அல்லி) சமூல சாற்றில் 3 நாள் அரவை செய்து 2 நாள் வெயில், பனியில் காயவைத்து குக்கிப்புடம் போட்டு எடுக்க. அடுத்துக் காட்டு மல்லி சமூலச்சாற்றில் 2 நாள் அரவை செய்து 2 நாள் வெயில் பனியில் காயவைத்து குக்கிப்புடம் போடவும். இறுதியாக சந்தன தெளிநீரில் 1 நாள் அரைத்து 1 நாள் வெயில் பனி இவைகளில் காயவைத்து குக்கிப்புடம் போட்டு எடுத்து கல்வத்தில் அரைத்து சீசாவில் சேர்த்து வைக்கவும்.

அரிசி எடை மருந்து எடுத்துக் கொள்ளவும். மகா மூச்சிரைத்தல்-பசுவின் நெய், நளிர்-குளிர் நீர், சந்நி-தயிர், வயிற்று வலி-பசுமோர், பிடிப்பு-புளித்த (காடி) தண்ணீர். சோகை-வெந்நீர், வீங்கு மாந்தம்-கற்றாழை இரசம். பக்கசூலைக்கு சீறுகீரை இரசம். தேகமெல்லாம் கடுக்கும் வலி-தண்ணீர் மிட்டான் கிழங்குச்சாறு, கபம், கப சுரம், ஈளை, சன்னிபாதம் (முறைக் காய்ச்சலுடன் ஏற்படும் உடல் வலி), பீனிசம், மகோதரம், உப்பிசம், ஈளை, இருமல் இவைகளுக்கு கள். பித்தம், கல்லை நோய் பெருவயிறு, விக்கல்- இவைகளுக்கு வெள்ளைச்சக்கரை. வாதத்தால் ஏற்படும் குன்மம், பாரிச வாதம், வாத சுரம், சீரண சிக்கல்-மகிழம் பூ இரசம். வயிறு ஒரு பக்கம் இழுத்தல், மதமதப்பு மறத்துப்போதல் (திமிர்)-மிளகு இரசம். முகம், மார்பு பள்ளம், முகவாய்க்கட்டை, வாய், உதடு இதில்

ஏற்படும் புண், பரு இவைகளுக்கு-சுக்கு இரசம். கழுத்தில் வேர்வை கண்டு துர்நாற்றம், வயிறு உப்புதல், மேல் சுவாசவம் கண்டு பசித்தல், தாகமில்லாமல் இருத்தல், பீனிசம் போல் மூக்கில் ரத்தம் வடிதல், முழங்கால், முதுகில் பரு, தலையில் சொறித்து சாம்பலாக உதிர்தல்-திப்பிலி இரசம். முப்பது நாள் மருந்து சாப்பிடத் தீரும். கை கண்ட மருந்து.

சந்தனாதி எண்ணை:

- மேகம் 20, சயம்8, கண் எரிச்சல், கண் புகைச்சல், இரணகிராந்தி, உடல் கற்றாழை நாற்றம், அஸ்தி சுரம், அஸ்தி வெட்டை, தலை மயக்கம், புண் புரை, நில்லாத பெரும் குட்டம், சொரி, கிராந்தி, நீரழிவு தீர

சந்தனத்தூள், விளாமிச்சி வேர், சீந்தில்கொடி வேர், பேராமுட்டிவேர் இவைகள் 1பலம் எடுத்து நன்னாரி, பர்ப்படகம் 4பலம், இவைகளை இடித்துத் தூளாக்கி ஒரு படி தண்ணீரில் போட்டு கால்ப்படியாக வற்றவைத்து வடிகட்டி இறுத்து எடுக்கவும். இதனுடன் 1படி இளநீர், கரப்பான்தழைச்சாறு, சிறுகீரைச்சாறு, பொடுகுதழைச்சாறு, வல்லாரைச்சாறு, சின்னிஇலைச்சாறு, கருங்கற்றாழைச்சாறு, கற்பூரவல்லிச்சாறு, தலைவிரிச்சான்இலைச்சாறு இவைகள் மானிப்படி அளவில் சேகரிக்கவும். இதனுடன் பசுவின் நெய், பால், தயிர் இவைகள் அரைப்படி எடுத்து அனைத்தையும் கலக்கி நன்றாக கொதிக்க வைக்கவும். இதனுடன் திரிகடுகு, திரிபலாதி, கஸ்தூரிமஞ்சள், அதிமதுரம், ஏலம், கிளிஊஞ்சல்பட்டை, இலவங்கம், சாதிப்பத்திரி பட்டை, சாதிக்காய், சாதிப்பத்திரி, பூலாம்வித்து, செண்பகப்பூ, செங்களணீர்பூ, கோஷ்டம், அக்ராகாரம், மந்திஷ்ட்டிமஞ்சள் முத்தாகாசு இவைகள் 1/4பலம் எடுத்து இடித்து, பசும்பால் விட்டு அரவை செய்திடவும். அதில் வெள்ளாட்டுப்பால் 1/4 படி எடுத்து கலக்கி நல்லெண்ணெய் அரைப்படி ஊற்றி, கமலம் போல் தீ எரிக்க. பதமாகக் காய்ச்சி எடுத்துக் கம்பிளி துணியால் வடிகட்டிக் கொள்ளவும். அதில் குங்குமப்பூ, புனுகு, கோரோசனை இவைகள் 1வராகன் எடுத்துத் தூள் செய்து கலக்கி, எண்ணெயைக் கலயத்தில் சேகரித்து நன்றாக உலை மூடியால் வாய் மூடி தானியக் குதிரில் ஒரு வாரம் வைத்து எடுக்கவும். வாரம் இருமுறை தலைமுழுகிடத் தீரும்.

பேதி குளிகை

1. காசிகட்டி மாத்திரை; காசி கட்டி 6வராகன் எடுத்து தேன் விட்டு ஒரு சாமம் அரவை செய்து, துவரை வீதம் மாத்திரை செய்து

சீசாவில் சேமித்து வைக்கவும். ஒரு மாத்திரையை நுணுக்கி வாயில் போட்டு தண்ணீர் குடிக்க பேதியாகும். வயிற்று வலி, வாந்தி கண்டு பேதியானால் பழச்சாறு குடிக்க நிற்கும். அல்லது குளிந்த நீர் குடிக்கவும் அல்லது மோர் குடித்து தலையில் தண்ணீர் விட்டு குளிக்க நிற்கும். மோர் சோறு சாப்பிடவும்.

2. வாளை பேதிக்குளிகை; மிளகு, நீர்வளம் இவை 5வராகன். சுக்கு, ஓமம், கடுகுரோகிணி, ஆமை ஓடு, கோஷ்டம் இவைகள் 1வராகன் இவைகளை பழச்சாறு விட்டு 1சாமம் அரைத்து, துவரை வீதம் குளிகை செய்து நிழலில் உலரவைத்து சீசாவில் சேமித்து வைக்கவும். முலைப்பால் அல்லது தண்ணீர் விட்டு உரசிக் கொடுக்க பேதியாகும். அதிக பேதியானால் வெந்நீரில் சோறு சாப்பிடவும், அல்லது மோர் சோறு சாப்பிடவும், அல்லது கால்களைத் தண்ணீரில் 1/4சாமம் வைக்கவும், அல்லது பச்சத்தண்ணீரில் தலைக்குக் குளிக்க நிற்கும். இதனிலும் சிக்கல் வந்தால் எலுமிச்சம் பழச்சாறு குடித்து பச்சத்தண்ணீரில் குளிக்கவும்.

பேதியுடன் கிருமி விழ:

பூவரம் வித்து -வ-பலம், பசும்பால் விட்டு கல்வத்தில் அரவை செய்து பசும்பாலில் கலக்கி சாப்பிடவும், பேதியாகும். அன்று சரக்கொன்றை மரத்தின் இலையைக் கொண்டு வந்து உப்பு போடாமல் வேகவைத்துச் சாப்பிடவும் கிருமி விழும். சரக்கொன்றை கொளுந்தினை அவித்துச் சாப்பிடவும்.

வெள்ளைக்கு குளிகை

இரசகற்பூரம், இரசசெந்தூரம், 5-வராகன், சுத்தி செய்த கந்தகம் 1வராகன், இவை மூன்றும் கல்வத்திலிட்டு சங்கம் குப்பிச் சாற்றில் ஒரு சாமம் அரைத்து, சுண்டக்காய் வீதம் குளிகை செய்து உலரவைத்து சீசாவில் சேமிக்கவும். 3 நாள் 6 வேளை சுக்கு தூளில் 1குளிகை வீதம் தேனில் கொடுக்கவும், திரும். உப்பு வறுத்தி புளி, கடுகு, நல்லெண்ணை நீக்கவும்.

இரச செந்தூரம் செய்முறை:

தேவையான அளவிற்கு இரசம், அதே அளவு கந்தகம் எடுத்து இரும்புச் சட்டியில் போட்டு அடுப்பில் ஏற்றிச் சிறு தீயாக எரித்து கருக வறுத்து எடுக்கவும். சட்டி ஆறிய பின் கலயத்தில்

மருந்தினைச் சேகரித்து சுட்ட செங்கற்களை பொடி செய்து கலயத்தில் போட்டு அதன் மீது அடுப்புகரியை தூளாக்கி தூவிடவும் அதில் வறுத்த மருந்தினை வைத்து அதன் மீதும் அடுப்புகரியை தூளனை தூவி அதன் மீது செங்கற்பொடியை தூவி மேல் சட்டை மூடி அதற்கு சீலைமண் பூசி 30 வராட்டியில் புடம் போடலாம் அல்லது அரை நாள் கணக்கு வைத்து அடுப்பில் ஏற்றவும். தீ நீர்த்த பின் தூளாக வைத்த இரச செந்தூரம் கெட்டி சேர்ந்து இருக்கும். அதை கவனமாக எடுத்துச் சேகரிக்கவும்.

புது வெள்ளைக்கு

பழம்பாசிஇலை, சீரகம் இவைகள் சம எடை எடுத்து எருமைத்தயிரில் அரவை செய்து, எருமைத்தயிரில் கலக்கி 3 நாள் 6 வேளை கொடுக்கத்தீரும்.

கலிக்கம்; சன்னிக்கு

பெருங்காயம், திப்பிலி, மிளகு, வெள்ளைப்பூடு, கிராம்பு இவைகளை சமளவு எடுத்து வெற்றிலைச்சாறு, குப்பமேனிச்சாறு இவைகளை கல்வத்திட்டு ஒரு சாமம் அரைத்துக் குளிகை செய்து நிழலில் காயவைத்துக் கொள்ளவும். பிள்ளைப்பாலில் உரசி அரை சொட்டு இரண்டு கண்ணிலும் விட சன்னி விலகும்.

சன்னி தோசத்திற்கு நசியம்

இலுப்பைப்பூ, புண்ணாக்கினை நுணுக்கி சிறுநீரில் குழப்பி துணியில் கட்டி கண்ணில் ஒரு சொட்டு பிளிந்திடத் தீரும். ஆணுக்கு பெண் நீரிலும், பெண்ணிற்கு ஆண் நீரிலும் கலக்கவும்.

பச்சோந்தி சுடர் எண்ணை: சன்னி 13, இளுவை தீர

பச்சோந்தி ஒன்று, 2படி வேப்பெண்ணெய், சுத்தி செய்யாத வீரம், பூரம், சாதிலிங்கம், இரசம், கந்தகம், சங்குப்பசானம், மனோசீலை, தாளகம், ஊசிக்காந்தம், மிருதாசிங்கி, கற்பூரம் வகைக்கு 1வராகன் எடுத்து நுணுக்கி வைத்துக் கொள்ளவும். வேலிப்பருத்தி, குப்பமேனி, தைவேளை, முடக்காத்தான், வெள்ளைஎருக்கு, கொடிவேலி இவைகளின் வேரினை 2வராகன் எடுத்து நையத்தட்டி வைத்துக் கொள்க. ஓந்தியின் உடல் நீளத்தைக் கணக்கிட்டு ஐந்து சுற்று சுற்றும் அளவிற்கு பருத்தி துணியை தயாரிக்க. இத்துணியை விரித்து அதில் பழுத்த

எருக்கு இலைகளை பரப்பி அதன் மீது கடுகு, தூள் செய்த கற்பூரம் இவைகளைத் தூவிடவும். அதன் மீது ஓந்தியை வசமாக வைத்து துணியால் இறுக்கமாகச் சுற்றி தலை, வயிறு, கால் பாகத்தில் உடலைச் சுற்றி இறுக்கமாகக் கட்டுப்போடவும். ஓந்தியின் தலை, கால் பகுதிகளை நறுக்கி எடுக்கவும். தலைப்பாகத்தில் சிறு கம்பியால் சொறுகி ஓந்தி குடல் பாகத்தை சிறிது அகல செய்து, அத்துவாரத்தில் பாசானங்களை கொஞ்சம் கொஞ்சமாக கொட்டிச் சிறு கம்பியால் குத்திச் செலுத்தவும். இரசத்தை கடைசியாகச் செலுத்திடவும். வயிற்றுப் பாகத்தை சம அளவாக கணக்கிட்டு நடுவில் நீளமான சிறு கம்பியைச் சொறுகிடவும். ஓந்தி பொட்டலத்தில் வேப்பெண்ணெய்யை விட்டு நன்றாக நனைத்திட. விளக்கெண்ணெய் விளக்கு கொண்டு பொட்டலத்தில் தீ மூட்டிடவும். ஓந்தி பொட்டலத்திற்கு நேர் கீழாக வேப்பெண்ணெய்யை சட்டியில் ஊற்றி ஓந்தி பொட்டத்தில் எரியும் தீயில் எண்ணெயை ஊற்றவும். வேப்பெண்ணெய் சுடர் தைலமாக இறங்கிடும். ஓந்தி பொட்டலம் கருகும் நிலை வரை எண்ணெயை எரியும் பொட்டலத்தில் ஊற்ற ஊற்ற எண்ணெய் எரிந்து சுடராக இறக்கும். எண்ணெய் தனது வாடையை இழந்து கமகமவென மணக்கும். ஆறிய பின்பு சீசாவில் சேமித்து வைக்கவும். வாரம் ஒரு முறை எண்ணையை உச்சி முதல் உள்ளங்கால் வரை அரக்கி சூடு பறக்கத் தேய்த்து குளித்து வரத் தீரும். சன்னி கண்டவரின் வேர்வை, மூத்திரத்தில் எண்ணெய் வாடை அடிக்கும், காரித்துப்பினாலும் எண்ணெய் இருப்பது போல வாடை அவருக்கு மட்டும் இருக்கும். மூன்று மாத காலம் தேய்த்து குளிக்க சன்னி நிற்கும். நோயாளியின் உடல் சூழல் அறிந்து தலைமுழுக்கை நிறுத்தி உள் மருந்தாக வீர பற்பம் (அ) இலிங்க செந்தூரம் (அ) பவழப்பற்பம் கொடுக்கவும். மூன்று நாள் கடும் பத்தியம். மறுபத்தியம் கட்டாயம் போடவும். நோயாளி சுடுதண்ணீரில் மட்டுமே குளித்து வரவேண்டும்.

ஓந்தி கையாளும் விதம்; கழுத்து இடுக்கில் காது போன்ற சிறுமடல் இருக்கும் இடத்தில் இருவிரல்களை அழுத்திப் பிடித்தால் ஓந்தி வாயினை பிளந்து உடலை முறுக்கும். மறுகையால் ஓந்தியின் வாலை இழுத்துப் பிடித்தால் முறுகி நிற்கும். அதை விரித்து வைத்துள்ள துணியில் வைத்து சுருட்டி கட்டவும். அறுத்த தலை வாயை பிளந்து கடிக்கும். உடனே புதைத்து விடவும். ஓந்தி கடித்தால் கழுதை சத்தம் கேட்டால் தான் விடும்.

நரசிம்ம எண்ணெய்:

- வெள்ளை, மேகம் 21, வெட்டை, குட்டம் நீங்க மருந்து

வெள்ளை முருங்கை பட்டை, பூவரசம்பட்டை, இலவமரத்துப்பட்டை இவைகளை தனித்தனியாக இளநீர் விட்டு இடித்து அரைக்கால்படி சாறு பிழிந்து –வ-பலம் பூரம் எடுத்து இச்சாற்றில் அரவை செய்து கொள்ளவும். குருக்கத்தி (அ) அத்தி மரப்பால், துத்தி இலைச்சாறு, சிறுசின்னி இலைச்சாறு இவை வகைக்கு அரைக்கால் படி வீதம் பிழிந்து சேகரிக்கவும். தேங்காய் பெருமான அளவு சோற்றுக்கற்றாழைச் சோறு போட்டு பிசைந்து சாறு பிழிந்து அரவை செய்திடவும். இதனுடன் சித்தாமணக்கு எண்ணெய் கால்படி சேர்த்து சட்டியில் ஊற்றிக் காய்ச்சும் போது தூளாக்கிய 2பலம் வெந்தயத்தைப்போட்டு சிறுதீயாக எரித்து நன்றாக காய்ந்த பின் சீசாவில் சேமிக்கவும். ஒரு துட்டு எடை அந்தி சந்தி வேளைகளில் 3 நாள், குடிக்கத் தீரும். 3 நாள் உப்பு, புளி தள்ளி பத்தியம். 15 நாள் கழித்து மறுபத்தியம் போட நோய் உடம்பில் அத்துப்போகும். கதிவேல்சாமிகள் அருளியது.

அமுக்றாவேர் எண்ணை:

- சூலை18, வாதசூலை, சிலேத்துமசுரம், வாதசுரம், பித்தவாய்வு, பித்தவெட்டை, பாண்டு, கண்புகைச்சல், காந்தல், உடம்பு எரிச்சல், சுவாசகாசம், மேகவியாதி தீர;

அமுக்றாவேர் 5பலம், வெள்ளருகு 15பலம், நன்னாரிவேர், சீந்தில்கொடிவேர், விளாமிச்சைவேர், கோரைக்கிழங்கு, அவுரிவேர் இவைகள் 1பலம் வீதமும், சித்தரத்தை, தேவதாரு, உப்பம்பருத்திவேர், கொம்பரக்கு இவைகள் 8பலம் எடுத்து நைய இடித்து எட்டுப்படி தண்ணீரில் போட்டு, ஒரு சாதி விறகால் எரித்து, ஒரு படியாக வற்றக்காய்ச்சி வடிகட்டி இரும்பு சட்டியில் இட்டு அடுப்பில் ஏற்றி தீ எரிக்கவும். கொதி வந்த பின்னர் கால்படி நல்லெண்ணெய், பலம்-இ-தயிர், பால், திரிகடுகு, திரிபலா, அதிமதுரம், கோஷ்டம், சீரகம், சந்தனம், மஞ்சள், கடுகுறோகினி, செவ்வல்லிவேர், பூலாஇலை, சதகுப்பை, இலவங்கப்பட்டை இவைகளை அரைத்து எண்ணெயில் கலக்கி முறுக விட்டு வடித்து தலைமுழுகி வரத் தீரும். 48 நாள் புகையிலை, பெண் மோகம் தள்ளவும்.

இரண எண்ணை

கலப்பைக்கிழங்கினை வேப்ப எண்ணெயில் அரவை செய்து துணியில் ஊட்டி மாறிமாறி போட்டு வர ஆறும்.

கைகால் பிடிப்பிற்குத் எண்ணை

சுத்தி செய்த நீர்வளம் 4வராகன், ஏலம், சுக்கு, இரசகற்பூரம் இவை 2வராகன் வீதம் எடுக்கவும். புங்கம்பால்-ய-படி, விளக்கெண்ணெய் படி-ஞ-எடுத்து இதனுடன் மேல்கண்ட மருந்துகளை விளக்கெண்ணெய்யில் அரவை செய்து, விளக்கெண்ணெய்யில் கலக்கி 3 நாள் சூரிய புடம் போட்டு எடுத்து தலைமுழுகி வரவும். முக்கால் துட்டு எடை அளவு காலையில் மட்டும் ஒரு மண்டலம் சாப்பிடத் தீரும்.

புங்கம்பால், ஆலமரத்துப்பால் தயாரிப்பு முறை; இதன் பட்டை அல்லது காய்களை உரலில் ஆட்டிச் சாறு பிழிந்து கொள்ள.

வாத சுரம் தீர

வீரம், பூரம், தாளகம், மனோசீலை, கந்தகம் சம எடை எடுத்து புங்கம்பால், திருகுகள்ளிப்பால் விட்டு காய்ச்சித் தடவத் தீரும்.

இருமல் தீர

கண்டங்கத்தரிவித்து, தேத்தாவித்து, சித்தரத்தை, திப்பிலி வகைக்கு-வ-பலம் எடுத்து பொன்னிறமாக வறுத்துச் சூரணம் செய்து தேன் விட்டு கிண்டி, நெல்லிக்காய் அளவு 7 நாள் சாப்பிடக் கையில் பிடித்தாற்போல் நிற்கும்.

பலவகை இருமல் தீர

ஆடாதொடாயிலை, கண்டங்கத்திரியிலை, துளசியிலை இவைகளை நிழலில் உலர்த்தி கடுக்காய், அதிமதுரம், வகைக்கு பலம்-வ-எடுத்து சூரணம் செய்து நெய்யில் குழப்பி 15 நாள் சாப்பிடத் தீரும்.

இரத்த காசம் தீர

சந்தனம், கோஷ்டம், நன்னாரிவேர், கடுகுரோகினி, கற்பூரம், சர்க்கரை, கோராங்கிழங்கு, மஞ்சள், விளாமிச்சைவேர், நெல்லிவற்றல், இலுப்பைப்பூ, முந்திரிபருப்பு, அதிமதுரம், பூலாங்கிழங்கு, மரமஞ்சள் இவைகளை ஓர்நிறையாகச் சேகரித்து

வெதுப்பிய பின் இடித்து, துணியில் சலித்து சர்க்கரை சமளவு கூட்டி, அதே அளவு பசு நெய் விட்டுக் குழப்பிச் சீசாவில் சேமித்து வைத்து ஒரு மண்டலம் சாப்பிட்டு வரத் தீரும். கைகண்ட மருந்து.

சாதிக்காய் எண்ணை: குழந்தைகளுக்கு

- கணை, தோசம், இரத்த வாந்தி, கழிச்சல், இருமல், கக்குவான் தீர

சாதிக்காய் பலம்-இ, சாதிப்பத்திரி, வெந்தயம் பலம்-வ, வீதம் சேர்த்துக் கருங்கற்றாழைவேர் சாற்றில் அரவைசெய்து நல்லெண்ணெய்-ய-அளவு, முலைப்பால்-ச, பசு நெய் படி-வ, இவைகளை ஒன்றாகக் கலந்து மேலுள்ள மருந்தினை கலந்து காய்ச்சி வடிகட்டிச் சேமிக்கவும். அரைச்சங்கு அளவு மருந்தில், 1முதல் 2துளி சுடு தண்ணீர் (அ) முலைப்பால் விட்டு கொடுக்கத்தீரும். குழந்தைகளுக்கு கை கண்டமருந்து, கதிர்வேல்சாமிகள் அருளியது.

சித்திரமூல எண்ணை:

- கொடிய மேகம்21, எரிச்சல், அரிப்பு, இலிங்கப்புற்று, கிராந்தி, வாய் நாற்றம், வெடி இரணங்கள், தீராக் குட்டம் தீர

கொடிவேலிவேர் 2பலம், பசும்பால் விட்டு அரவை செய்து, கால்படி நல்லெண்ணெயில் கலக்கிச் சட்டியில் இட்டு சிறு தீயாக எரித்து மெழுகு பதமாகும் போது இறக்கி வைத்து சீசாவில் சேமித்து சிறு தேக்கரண்டி அளவு இருவேளை 15 நாள் சாப்பிட்டு வரத் தீரும். அமுக்றாவேர் எண்ணைதேய்த்து தலைமுழுகி வரவும்.

வாத வாய்வு, பச்சவாதம் தீர

கொடிவேலிவேர், புங்கவேர், ஆயிலியம்பட்டை, வகைக்கு பலம்-க கடுக்காய், திப்பிலி, கடுகு, கருஞ்சீரகம் வகைக்கு பலம்-வ, வீதம் எடுத்து, வெதுப்பி சூரணம் செய்து 40 நாள் சாப்பிடத் தீரும்.

சிறு குழந்தைகள் வாந்தி தீர

வில்வவேர், சுக்கு, கருப்பட்டி இவைகளை கசாயமாக்கி கொடுக்கத் தீரும்.

மேல் அரிப்பு தீர

சித்திரபாலாடை (அம்மன் பச்சரிசி) அரவை செய்து பூசத் தீரும்.

சிறு குழந்தைகள் பொருமல் வாய்வுத் தீர

பழுத்த கொடிக்கள்ளிச்சாறு பிழிந்து, கரிஉப்பில் விட்டு அரவை செய்து வில்லை தட்டி காயவைத்து புடம் போட்டு எடுத்து, அரிசி எடை சுக்கு கசாயத்தில் தேன் கலந்து 3 நாள் 6 வேளை கொடுக்கத் தீரும்.

அண்ட எண்ணை:

● சகல வாய்வு, நாவறட்சித் தீர

கோழி முட்டை 5 சுடுதண்ணீரில் போட்டு மஞ்சள் கருவை எடுத்து எண்ணெய் பழைய சட்டியில் போட்டு அடுப்பில் ஏற்றிட தைலமாக இறங்கும். அதை கிளறிக்கொண்டே இருக்கவும். தோல் உரித்த பூண்டு 2பலம் கல்லில் தட்டி உமி போட்டு பிழிந்தால் தைலமாக இறங்கும். இதனை மேலுள்ள தைலத்தில் ஊற்றிக் கிண்டவும். இதனுடன் கஸ்தூரிமஞ்சள், குங்குமப்பூ, கோரோசனை-இ-வராகன் எடுத்து இடித்து துணியில் சளித்து தைலத்தில் கலக்கி, சூடு ஆறிய பின்பு சீசாவில் சேமித்து வைக்கவும். 3 நாள், அந்தி சந்தி வேளையில் முக்கால் துட்டு எடை கொடுக்கத் தீரும்.

தலைவலிக்குத் எண்ணை

மிளகு 5பலம், கஸ்தூரிமஞ்சள் பலம்-இ, பொலிதும்பைச் சாறு படி-வ, இஞ்சிச்சாறு படி-வ, நல்லெண்ணெய் படி-வ, இவைகளைச்சேர்த்து காய்ச்சி வாரம் இருமுறை தலை முழுகி வரத் தீரும்.

கழுத்து இசிவு வலிக்கு எண்ணை

அரைக்கால்படி நல்லெண்ணெயில் கிச்சிலிகிழங்கு (பூலாங்கிழங்கு), பேய்குமுட்டிகாயினை சிறு வில்லையாக நறுக்கிப் போட்டு காய்ச்சிடவும். இறக்கும் போது கஸ்தூரி மஞ்சள் 4வராகன் தூவி, குளிர வைத்து சீசாவில் சேமித்து தலைமுழுகி வரத் தீரும்.

பித்த கிறுகிறுப்பு தீர; எண்ணை

வேப்பெண்ணெய், நல்லெண்ணெய், தேங்காய் எண்ணெய் இவைகள் படி-ய, எடுத்து நொச்சி இலை, துளசி இலை இவைகளை காய வைத்து இடித்து தூளாக்கிப் போட்டு காய்ச்சி அந்தி சந்தி வேளைகளில் இரண்டு வாரம் முக்கால் துட்டு எடை அளவு சாப்பிடத் தீரும். அகபத்தியம்.

வில்வாதி எண்ணை:

- மேகம்நீர்20, பித்தம்40, குன்மம்8, சிரசுநோய், மேகவியாதி, மேகவறட்சித் தீர;

பரங்கிப்பட்டை, வில்வவேர்பட்டை, விலாமிச்சிவேர், கோரைகிழங்கு, நாடான்பருத்திவேர் இவைகள் 1பலம், கொம்பரக்கு 2பலம் எடுத்து எட்டு படித் தண்ணீரில் போட்டு 1படியாக வற்றக் காய்ச்சி, வடிகட்டி இரும்பு சட்டியில் இட்டு அடுப்பில் ஏற்றி சிறு தீயாக எரிக்கவும். இதில் ஆவின் பால், நல்லெண்ணெய் இவைகள் -வ-படி, உற்றி அதிமதுரம், கோஷ்டம், திரிகடுகு, திரிபலாதி, கஸ்தூரிமஞ்சள், கிளிஊஞ்சல் பட்டை, சந்தனம், செவ்வல்லிவேர்ப்பட்டை, இலவங்கப்பட்டை, பூலாஇலை, வேலாம்பட்டை இவைகள் 1பலம் எடையளவு சேகரித்து ஆவின் பால், நல்லெண்ணெய் விட்டு அரவை செய்து காய்ந்திடும் கசாயத்தில் கலந்து நன்றாக காய்ச்சி வடித்து சேமிக்கவும். வாரம் 2முறை தலைமுழுகிடத் தீரும்.

எனது அனுபவம்: கெந்தக இரசாயணம் 48 நாள் சாப்பிட்டு வரவும்.

கண் வெள்ளை நீங்கத் எண்ணை

சந்தனம், அத்தர் பலம்-ளு, கஸ்தூரி, ஓமப்பூ, வல்லாரைவேர், ஓரிலை தாமரைவேர், செஞ்நெருஞ்சிவேர், அமுக்றாவேர், கஸ்தூரிமஞ்சள் இவைகள் பலம்-வ, கஸ்தூரி நீங்க மற்றவைகளை சூரணம் செய்து நல்லெண்ணெயில் போட்டுக் காய்ச்சி கடைசியில் கஸ்தூரி, அத்தர், போட்டுக் கலக்கி தலைமுழுகிடத் தீரும்.

தொங்கல் சுரம் தீர

புளித்ததண்ணீர், மோர் இவை அரைப்படி சேகரித்து அதில் முருங்கைப்பட்டை, வேலிப்பருத்திவேர், சாரணத்திவேர், திப்பிலி இவைகள் 1பலம் எடுத்து இடித்துப் போட்டுக் காய்ச்சவும். நான்கு ஐந்து கொதி வந்தபின் மண்ணாங்கட்டியை அடுப்பில் போட்டுச் சூடேற்றி அதை எடுத்துக் காய்ச்சிடும் கசாயத்தில் போட்டு மூடி வைத்து அடுப்பிலிருந்து இறக்கி வைக்கவும். ஒரு சாமம் கழித்துக் கசாயத்தை வடிகட்டி கைச்சிரங்கை கொடுக்க நிவர்த்தியாகும்.

கரிசாலை இளகியம்:

- பாண்டு வகையாவும், பித்தவெட்டை, உடல் வலி, கைகால் உலைச்சல், வாந்தி, வீக்கம், வாநீர் சுரப்பு தீர.

கரப்பான்தழைசாறு, நெருஞ்சிசாறு, சிறுகீரைசாறு, கீழாநெல்லிசாறு, செப்படிசாறு, தென்னம்பூசாறு இவைகள் படி - வ, சேகரித்து இரும்புச் சட்டியில் இட்டு எட்டுப்பாகத்தில் ஒரு பாகமாக வற்றக்காய்ச்சி அதில் பசும்பால் படி-ளு, பனங்கருப்படி 4பலம் எடுத்து பாகு செய்து அதில் கலந்து கிண்டவும். இதற்கு முன்பாக சீரகம், ஏலம், கிராம்பு, சாதிக்காய், சாதிப்பத்திரி, ஓமம், கடுகுறோகினி, நாகப்பூ, கர்கடகச்சிங்கி, கோஷ்டம், அக்ராகாரம், சாதிப்பத்திரி, தாளிச்சாபத்திரி, திரிக்கடுகு, திரிப்பாலா இவைகள் வகைக்கு-இ- வீதம் எடுத்து, இடித்து சூரணம் செய்து கிண்டும் சாற்றில் போட்டு நன்றாகக் கிண்டவும். பாகு நிலையில் வருவது அறிந்து அதில் படி-வ- நெய்விட்டுக் கிண்டி இறக்கி வைக்கவும். ஆறிய பின் படி-வ- தேன் விட்டுக் கிண்டி 40 நாள் சாப்பிடத் தீரும். அமுக்றாவேர் எண்ணை தேய்த்துத் தலை முழுகி வரவும்.

திப்பிலி இளகியம்:

- இளப்பு, ஈளை காசம், சேத்துமம் 96ம், வாய்வு அனைத்தும் தீரும்.

திப்பிலி 10வராகன், மிளகு, சுக்கு 5வராகன், சீரகம், ஓமம், சித்தரத்தை 2வராகன், இலவங்கப்பட்டை, திரிபலா, ஏலம், கொடிவேலிவேர் இவைகள் 4வராகன் எடுத்து சூரணம் செய்து சர்க்கரை சமஅளவு சேர்த்து தேன் விட்டுக் கிண்டி அரை மண்டலம் சாப்பிடத் தீரும்.

எனது அனுபவம்: நெய் சேர்த்து கிண்டவும்.

மகா சங்க எண்ணை:

- தளுகணி, வெண் குட்டம், விஷ நீர் தீர

சங்கவேர் 1வீசை, புங்கவேர்-இ-வீசை, கொடிவேலிவேர்-வ-வீசை எடுத்து இவைகளை 8படி தண்ணீரில் போட்டு கால் படியாக வற்றக் காய்ச்சி மூன்று நாள் காலை, மாலை மூன்று சங்கு அளவு குடிக்கவும். அகபத்தியம். உப்பு, புளி தள்ளி 3 நாள் கடும் பத்தியம் இருக்கவும், மறு பத்தியம் போட சரியாகும், கலிங்காதி எண்ணை தேய்த்துக்குளிக்கவும்.

கட்டுவாதி இளகியம்:

- கழிச்சல், சீதக்கழிச்சல் தீர.

அதிவிடயம், கடுக்காய்ப்பூ, மாசிக்காய், மாதுளம் பழதோல், சாதிக்காய், இலவங்கபட்டை, போஸ்தாக்காய், கசகசா, மாங்கொட்டை பருப்பு, புளியங்கொட்டைதோல் இவைகள் 1வராகன் எடுத்து, இடித்து சலித்துக் கொள்ளவும்,பனங்கருப்பட்டி-பலம்-வ, பசு நெய் 1பலம் எடுத்து இவைகளை ஒரு சட்டியில் போட்டு அடுப்பில் ஏற்றி கொதிக்க விடவும். மேல்கண்ட மருந்துகளை சிறுக சிறுக அதில் போட்டுக் கிண்டிவும். மருந்து இளகிய பின் இறக்கிடவும். இளம் சூட்டில் அபினி, கோரோசனை வராகன்-வ-வீதம் போட்டு கிண்டி இறக்கவும். சுண்டைக்காய் வீதம் 15 நாள் அந்தி சந்தியில் சாப்பிட்டு வர சரியாகும்.

இஞ்சி இளகியம்:

* உடல் காந்தல், கண் புகைச்சல், வாய்வு, அசாத்தியம், குன்மம், பித்த குன்மம், அஸ்தி சுரம், உப்பிசம் தீர.

தோல் நீக்கிய இஞ்சி 10பலம் எடுத்து பழச்சாறு விட்டு அரவை செய்து சேகரிக்கவும். கரிசலாங்கண்ணிச்சாறு, துதுவளை இவைகள் சாறு, படிவ-எடுத்து இரும்புச் சட்டியில் இட்டு அடுப்பில் ஏற்றி சிறு தீயாக எரித்துக் கிண்டவும். சாறு மூன்றில் ஒரு பங்காக வற்றுவது அறிந்து மிளகு, சீரகம், அதிமதுரம், திப்பிலி, கோஷ்டம், வாலுளுவை, தாளிச்சாப்பத்திரி, கடுகு, கொத்தமல்லி, கொடிவேலிவேர், கற்கடசிங்கி, கடுகுரோகினி, ஓமம் இவைகள் பலம்-ஞு, சேகரித்து இடித்து துணியில் சலித்து தயாராக வைத்து கலந்து கிண்டவும். மெழுகு பதமாக மாறும் போது பிரண்டையை உப்பில் வேகவைத்து வெயிலில் காயவைத்து இடித்து சூரணம் செய்ததை-இ-அளவு போட்டு அடிப்பிடிக்காமல் கிண்டவும். மருந்து சுண்டும் போது கால்படி ஆவின் நெய், 4பலம் சக்கரை சேர்த்துக் கிளறிவிட மெழுகு பதம் இறுக்கம் காணும் முன் இறக்கி வைக்கவும். சுண்டைக்காய் வீதம் 25 நாள் காலை, மாலை சாப்பிடச் சரியாகும்.

காக்காய் வலிப்பு மாத்திரை

கற்பூரம் 1வராகன், பெருங்காயம் 2வராகன், 6துளி சாராயம், இளகிய வேலன்கோந்து இவைகளை 4சாமம் அரவை செய்து, 30மாத்திரை செய்து நிழலில் காயவைத்து பீங்கான் குடுவையில் சேமிக்கவும். நாள் ஒன்றுக்கு 3மாத்திரை வீதம் 5 நாள்களுக்கு

சாப்பிட தீரும். உப்பு, புளி நீக்கிப் பத்தியம். வாரம் ஒரு முறை பச்சோந்தி எண்ணை தேய்த்துக்குளிக்கவும்.

மூலம் தீர

ஈராங்காயத்தை நறுக்கி வெண்ணெயில் வறுத்து, பன்றிக்கறியுடன் கறியின் அளவு அறிந்து மிளகு தூள் சேர்த்து சட்டியில் கொழுப்பு பதம் நீங்கும் வரை சுண்ட வதக்கி உள்ளே சாப்பிடத் தீரும்.

சுவாண அரிப்பு தீர

தலை மயிரை கருக்கி, வேப்பெண்ணெயில் குழப்பி சுவாணத்தில் தடவிட உடனே தீரும்.

எனது அனுபவம்: குழந்தைகளுக்கு புழுக்கடிக்கு சுவாணத்தில் ஒரு சொட்டு விட்டு ஊதி விடவும்.

இரத்த கிராணி மூலத்திற்கு

மாகானிப்படி ஆவின் நெய்யில் வெள்ளப்பூடு 1பலம், நெல்லின் தெள்ளுத்தவிடு போட்டு கோழி முட்டையை உடைத்து ஊற்றி வேகவைத்து அதை எடுத்துக்கொள்ளவும். அரைக்கால்படி புளுங்கரிசியை, சோற்றை வடித்து அதில் வெதும்பலுடன் கிளறி சாப்பிடத் தீரும்

வாத எண்ணை

திருகுகள்ளிப்பால், புங்கம்பால் படி-ய,இவைகளுடன் நல்லெண்ணெய் படி-ளு, வீரம், பூரம், தாளகம், கந்தகம், மனோசீலை இவைகள் 1வராகன் எடை-இ-எடுத்து மேல்படி சாற்றில் அரவை செய்து காய்ச்சி தேய்த்து வரத் தீரும்.

குறிப்பு: உள் மருந்து நோய் அறிந்து கொடுக்கவும்.

தாளிச்சாப்பத்திரி சூரணம்:

- புஸ்டி வெட்டை, நீர்காசம், பித்த வெட்டை, பித்த பாண்டு, கிராணி, அன்ன தோசம், கைகால் எரிச்சல், உடல் காந்தல் தீர

தாளிச்சாப்பத்திரி 10பலம், திரிக்கடுகு, திரிபலா, கோஷ்டம், அக்ராகாரம், திப்பிலி, சீரகம், கொத்தமல்லி, வாய்விலங்கம்,

கிராம்பு, ஏலம், சாதிக்காய், சாதிப்பத்திரி, சோம்பு, வால்மிளகு, இலவங்கப்பட்டை இவைகள் 1பலம் எடுத்து இடித்து, சூரணம் செய்து துணியில் சலித்து கொள்ளவும். மருந்தின் அளவு சர்க்கரை சேர்த்து ஒரு மண்டலம் சாப்பிடச் சரியாகும்.

தாளக பற்பம்:

* காய்ச்சல், இருமல் தீர

சுத்தி செய்த தாளகம் 1பலம் எடுத்துத் தூள் செய்து சிறு கலயத்தில் போட்டு அதில் எருக்கம்பால் நிரப்பி 30நாழிகை ஊற வைத்து அதை எடுத்து உலர வைக்கவும். அதன் பின்னால் சிறு கலயத்தில் போட்டுக் கவசட்டி மூடி, சீலை மண் செய்து 20வராட்டியில் புடம் போடப் பற்பமாகும். 3 நாள் 6 வேளை அரிசி எடை, அனுப்பானமாகத் தேனில் கொடுக்கத் தீரும்.

எனது அனுபவம்: 5 முறை புடமிட மருந்து நன்றாக வேலை செய்கிறது.

நித்திரையற்ற வாய்விற்கு

ஏலம், சந்தனத்தூள், தேத்தான்கொட்டை இவைகள் 1வராகன் எடை அளவு சேகரித்துச் சூரணமாக்கி அதனுடன் மருந்தளவு சர்க்கரை சேர்த்துப் சிவப்புபூசணிக்காய்ச் சாற்றில் கலக்கி 5 நாள் 10 வேளை சாப்பிடவும். பூசணிக்காய்சாறு தினமும் தயாரித்துக் கொள்ளவும். தேத்தாங் கொட்டையை இளவறுவலாக வறுத்துக் கொள்ளவும்.

இலிங்கபற்பம்:

* சன்னி, குளிர் சுரம் தீர

இலிங்கம் 1பலம் எடுத்துச் சுத்தி செய்து, கடல் உப்பு மானிப்படி கருந்துளசிச் சாற்றில் அரவை செய்து இலிங்கத்திற்கு கவசமாக்கிச் சீலை மண் சுற்றி 1 நாள் வெயிலில் காயவைத்து 20வராட்டியில் புடம் போட நீர்த்து விடும். அதனை கல்வத்தில் அரைத்து சோவில் சேமிக்க. அரிசி எடை மருந்தினை அனுப்பானமாக இஞ்சிச்சாறு, தேன் கலந்து கொடுக்கத் தீரும். புளி தள்ளவும். உப்பு வறுத்துக் கொடுக்கவும். கை கண்ட மருந்து.

கண் புகைச்சல் தீர

காத்தட்டி இலை, சித்தகத்திப்பூ, கார்போகஅரிசி, சீனிக்காரம் 1பலம் எடுத்து இவைகளை இடித்து ஒருபடி வேப்பெண்ணெயில் காய்ச்சி தலைமுழுகி வரவும்.

இலிங்கக்கட்டு, இலிங்க செந்தூரம்:

- அனைத்து சுரமும் தீர

இலிங்கம் 1பலம் எடுத்துக் கொள்ளவும். சேங்கொட்டை 5பலம் எடுத்து நறுக்கிக்கொள்ளவும். பாதி சேங்கொட்டையை சட்டியில் போட்டு அதன் மீது இலிங்கத்தை வைத்து மீதமுள்ள சேங்கொட்டையால் மூடிடவும். சட்டியை அடுப்பில் வைத்து 1நாழிகை தீ எரிக்க சேங்கொட்டையில் உள்ள நெய் கக்கிக் கசிந்திருக்கும். கசியவில்லை என்றால் அடுப்பு எரிப்பதை தொடர்ந்து எரித்துச் சேங்கொட்டை நெய் கசியும் வரை எரிக்கவும். அதன் பின்னர் விளக்குத் தீயால், சட்டியில் உள்ள சேங்கொட்டையில் தீ வைத்தால் எரியும். அப்போது அடுப்புத் தீயினை நிறுத்தவும். சட்டியில் சேங்கொட்டை எரிந்து, பின்னர் இலிங்கத்தை எடுத்து அரவை செய்தால் செந்தூரமாகும். அரிசி எடை மருந்தினை அனுப்பானமாகத் தேனில் 3 நாள் 6 வேளை கொடுக்க நோய் தீரும். புளி, நல்லெண்ணை, கடுகு நீக்கி உப்பு வறுத்துக்கொள்ளவும்.

கொம்பரக்குத் எண்ணை:

- உள்காந்தல், பித்த மயக்கம், வலிகடுப்பு, சூலை 18-ம் தீர

கொம்பரக்கு ஒரு பலம் எடுத்து 1படி தண்ணீரில் போட்டு எட்டில் ஒரு பங்காக வற்றக்காய்ச்சி வடித்துக்கொள்ளவும். இந்தக்கசாயத்தை இரும்புச் சட்டியிலிட்டு அதில் பசுமோர், காடிநீர், நல்லெண்ணெய்-வ-படி இவைகளை ஒன்றாகச் சேர்த்து சதகுப்பை, கடுகுறோகினி, காய்ந்த கிளிஊஞ்சல்பட்டை, வரப்பூலாம்பட்டை, செவ்வல்லிபட்டை, இலவங்கம், சாதிப்பத்திரி, இலவங்கப்பட்டை, கோஷ்டம், கஸ்தூரிமஞ்சள், அதிமதுரம், சந்தனம், சீரகம் வகைக்கு 2வராகன் எடை எடுத்து அரவை செய்து சட்டியில் காய்ந்திடும் எண்ணெயில் கலக்கி, வற்றக் காய்ச்சிடவும். வாரம் 2முறை தலைமுழுகி வரத் தீரும்.

விப்புருதி உடைய

1. மாவிலிங்கம் இலையை அரவை செய்து விளக்கெண்ணெய்யில் பிசைந்து வெதுப்பி பிசைந்து கட்ட வர உடையும்.

2. தாழி இலையை பிட்டவியலாக்கிக் கட்டவும்.

3. கொடிவேலிவேர் சூரணத்தை 3 நாள் 6 வேளை சப்பிடவும். உப்பு, புளி நீக்கவும்.

4. நீர்மிட்டான்கிழங்கினை பசு வெண்ணெயில் அரவை செய்து நெல்லிக்காய் அளவு எடுத்து மூன்று நாள் காலையில் சாப்பிடவும். கடும்பத்தியம் மூன்று நாள் சாப்பிட விப்புருதி பழுத்து உடையும்.

இருமல் தீர:

மாவிலிங்கம்இலை, சீரகம், ஈராங்காயம், இவைகளை புளித்த நீரில் அரவை செய்து, மாகாணிப்படி மூன்று நாள் காலை வேளையில் குடிக்கவும். இடித்தவுடன் குடிக்கவும் இல்லையெனில் ஆட்டு இரத்தம் போல் திரைந்து விடும். கைகண்ட மருந்து. கதிர்வேல்சாமிகள் அருளியது.

பேதி மருந்து:

வெள்ளைக்காக்கனத்திவேர், திப்பிலி 1வராகன் எடை, மிளகு 2வராகன் எடுத்துத் தண்ணீர் விட்டு அரவை செய்து சுடுநீரில் கலக்கி உண்ணப் பேதியாகும்.

பேதிக் கட்டும் முறை:

1. மிளகு ¼பலம் எடுத்து ஒரு நாழிகை எருமை மோரில் ஊரவைத்து, அரவை செய்து எருமை மோரில் கலக்கி, எருமைநெய், சர்க்கரை ¼பலம் அளவு சேர்த்துக் குழம்பு போல் கலக்கி 3 நாள் 6 வேளை கொடுக்க தீரும்.

2. மிளகு 1பலம் கருக வறுத்துக், கருப்பட்டி 1பலம் போட்டு அரவை செய்து, தண்ணீரில் கலக்கி இருவேளை கொடுக்க நிவர்த்தியாகும்.

3. சுக்கு 1பலம் இடித்து அதை கருக வறுத்து கருப்பட்டி 1பலம் எடுத்து பச்சத்தண்ணீர் விட்டு அரவை செய்து கொடுக்கத் தீரும்.

பிரசவமான பெண்கள் உதிரக்கட்டி ஏற்பட்டு வலி நீங்க:

வாழைக்குருத்தினை நறுக்கி சட்டியில் இட்டு கருக வறுத்து சாம்பலாக கடைந்து எடுக்கவும். அதனுடன் சம அளவு கருப்பட்டி சேர்த்து அம்மியில் அரவை செய்து கழற்சிக்காய் அளவு உள்ளே கொடுக்கத்தீரும்.

இருமல் இளகியம்

பசுவெண்ணெய்யை சட்டியில் போட்டு உருகவிட்டு அதில் சூரணம்செய்த 2பலம் மிளகு, கழற்சிப்பருப்பு இவைகளை போட்டுக் கிண்டவும். பதம் அறிந்து அதில் 2பலம் சீனாக்கற்கண்டு சேர்த்து கிண்டி சேமிக்கவும். அந்தி சந்தியில் 15 நாள் கழற்சிக்காய் பருமன் உண்ண இருமல் தீரும்.

இலிங்க செந்தூரம்

சாதிலிங்கம் 1பலம் எடுத்து சுத்தி செய்து, ஆடாதொடா இலையை அரவை செய்து லிங்கத்திற்கு கவசமாக்கி புடம் போட்டு எடுத்து அரவை செய்தால் செந்தூரம்.

வாத சுரத்தால் நடக்க முடியாதவர்களுக்கு

புளியம்பட்டையை தரையில் போட்டு எரிக்கவும். வெந்து நீர்த்தது அறிந்து சாம்பலை வீசி விட்டு எரிந்த இடத்தில் வாகை இலையை இடித்து சாறு பிழிந்து விட கொதிக்கும். கொதிக்கும் மண்ணை பிசைந்து வெதும்பலுடன் சுரத்தில் தடவி விடவும். ஒரு நாள் இருக்கவிட்டு மறுநாள் குளிக்கத் தீரும்.

மூலம் மூலை இற்று விழ

பேய்பீர்க்கை கூட்டைக் கருக்கி, உப்பு, புளி சேர்த்து பிசைத்து சுவாணத்தில் கட்டிவர விழும்.

இரத்த மூலத்திற்கு

மானிப்படி பசு நெய்யினை சட்டியில் உருக்கி அதில் 4பலம் காட்டுக்கருணைகிழங்கு, பிடிகருணைக்கிழங்கு, மருள்கிழங்கு பிரண்டைக்கிழங்கு, கொடிவேலிவேர் இவைகளை சரக்காக்கி காய வைத்து இடித்து சளித்து மருந்தின் அளவு, சர்க்கரை சேர்த்துக்

கிண்டி பத்திரப்படுத்தவும். 15 நாள் அந்தி சந்தி சாப்பிடத் தீரும். அகபத்தியம்.

மூலத்திற்கு சூரணம்

தூதுவளை, மருள்கிழங்கு, மிளகரணை, பிரண்டைக்கிழங்கு, காட்டுக்கருணைக்கிழங்கு, அருகுவேர், நீர்பூண்டுவேர் (நீர்முள்ளி வேர்) இவைகளை உலர்த்தி சூரணமாக்கி தேனில் குழப்பி 15 நாள் சாப்பிட திரும்.

இரணம் ஆற எண்ணை

இலிங்கம் 1வராகன் எடை, வெள்ளைக்குங்கிலியம், தேன்மெழுகு இவை பலம்-வ எடை எடுத்து அரவை செய்து காய்ச்சி சீசாவில் சேமிக்கவும். தைலத்தை துணியில் தட்வி மாறி மாறிப்போட புண் ஆறும்.

முகத்தில் கரும்புள்ளி மாறிட

நத்தைசூரிவேரை பசும்பாலில் அரவை செய்து பசும்பாலில் கலக்கி 8 நாள், 16 வேளை காலை, மாலை சாப்பிடவும். புளி, புகையிலை, கருவாடு, கோழி தள்ள. சமையலுக்கு சங்க இலையில் வறுத்த உப்புச் சேர்க்க,. அகபத்தியம், கைகண்ட மருந்து.

காமாலை தீர

கருங்குங்கிலியம் 6வராகன் எடுத்து தூளாக்கி தேங்காய்பாலில் கலக்கி 3 நாள் 6 வேளை சாப்பிடவும். புளி நீக்க, அகபத்தியம்.

எச்சில் தழும்பு மாற

பூவரசம் விதையை பழச்சாற்றில் அரவை செய்து பூசி வரத்தீரும்.

இரவு இருமல் தீர

இஞ்சி, ஈராங்காயம், எலுமிச்சம்பழம் இவைகள் சமமாக சாறு எடுத்து 3 நாள் 6 வேளை சாப்பிடவும். அகபத்தியம்.

கோழை இருமல் கபம் கட்டி தீர

தேன் 5பலம் எடுத்து அடுப்பில் வைத்துக் கொதிநிலை கண்டவுடன் அதில் 1பலம் மிளகு, பொரிகாரம் இவைகளைத் தூளாக்கி

போட்டுக் கிண்டி இறக்கி வைக்க. 1அணா எடை அளவு, 3 வேளை கொடுக்கத் தீரும். கை கண்ட மருந்து. அகபத்தியம்.

புகைச்சலான இருமலுக்கு

சுக்கு, திப்பிலி, மிளகு சமமாக எடுத்துத் தூள் செய்து சர்க்கரை சமஎடை சேர்த்து, நெய்யில் குழப்பி 3 நாள் 6 வேளை சாப்பிடவும். புளி தள்ளவும் அகபத்தியம். கைகண்ட மருந்து.

நெஞ்சில் கபம் கட்டிய இருமல் திர

ஈராங்காயம் வீசை-வ, சுக்கு வீசை-க, உப்பு விசை-க, கிராந்திநாயகம் வீசை-இ-ளூ, கல்கண்டு-க இவைகளை அரைத்துக் குண்டு மணி அளவு மாத்திரை செய்து நிழலில் உலர வைக்கவும். 5 நாள் 10 வேளை ஆள் திடமறிந்து 5மாத்திரை வரை ஒரு வேளை கொடுக்கத் தீரும். கை கண்ட மருந்து. கதிர்வேல்சாமிகள் அருளியது.

இருமல் வாயில் அடக்கிட மாத்திரை

சோற்றுக்கற்றாழை சோற்றில் அதிமதுரம், பொரிகாரம், வெள்ளை மிளகு வகைக்கு 1வராகன் சேர்த்து கல்வத்திலிட்டு அரவை செய்து, மிளகு அளவு மாத்திரை செய்து நிழலில் உலரவைத்துக்கொள்ளவும். 1மாத்திரையை வாயில் போட்டு, உமிழ் நீரை விழுங்க இருமல் வராது.

ஈளை, இளப்பு, புகைச்சல் தீர

நிழலில் காய்ந்த ஊமத்தம் இலையைத் துணியில் சுருட்டித் தீ மூட்டி புகையை உறிஞ்சவும்.

இளப்பு இருமல் தீர

கண்டங்கத்தரி, தூதுவளை, நாய்த்துளசி, நல்லதுளசி, சித்தரத்தை, தேசாவரம் இவைகளை பிட்டவியலாக அவித்து சாறு பிழிந்திடவும். சாறின் அளவில் கால் பங்கு வேப்பெண்ணெய் சேர்த்துக் கலக்கவும். அந்த எண்ணெயை பழுக்கக் காயவைத்த கொழுவில் 10முறை ஊற்றி, எரி தைலமாக்கி முக்கால் துட்டு எடை உள்ளே கொடுக்கத் தீரும்.

வீக்க சுரம் தீர

கரியபவழம், குங்கிலியம், சாம்பிராணி, வெந்தயம் இவைகள் ஓர்நிறையாக எடுத்து நொச்சிச்சாறு விட்டு கலக்கி நன்றாக கொதிக்க வைத்து வீக்கம் உள்ள இடத்தில் பூசி வரத் தீரும்.

மிளகாய் வற்றல் எண்ணை:

* மண்டை சூலை, மேக நீர், கண் புகைச்சல் தீர

மிளகாய் வற்றல் 8வீசை எடுத்து 8படி தண்ணீரில் போட்டு 1படியாக வற்றவைத்து வடித்துக்கொள்ளவும். இதை இரும்பு சட்டியில் ஊற்றி அடுப்பிலேற்றி சிறு தீயாக எரிக்கவும். காய்ந்திடும் கசாயத்தில் 1படி நல்லெண்ணெய் விட்டு அதில் மிளகு 1பலம், சீரகம், கத்திரி மஞ்சள், பலம்-இ-அளவு கருஞ்சீரகம் இவைகளை தூள் செய்து காய்ந்திடும் எண்ணெயில் போட்டு கூழ் பதமாகக் காய்ச்சி கண்ணாடிக் குடுவையில் சேகரித்து வாரம் 2முறை தலை முழுகி வரத் தீரும். கை கண்ட மருந்து.

பித்த சுரம், வாத சுரம், சிலேப்பன சுரம், வாத சூலை, கை கால் குடைச்சல், முழங்கால், குதிங்கால் வலி தீர எண்ணை:

திருகுகள்ளி வேர்ப்பட்டையை இடித்து 1படி நல்லெண்ணெயில் போட்டு பதமாகக் காய்ச்சிச் சீசாவில் சேமித்து கைகால்களில் தேய்க்கவும். தூதுவளை, புளியயிலை இவைகளை சுடுதண்ணீரில் போட்டுக் கொதிக்க வைத்துக் குளிக்கவும்.

இரணம் ஆற களிம்பு

தேவையான அளவு மிளகாய்வற்றலை இரும்பு சட்டியிலிட்டு நாவல்பழ நிறத்தில் கருக்கும் போது நல்லெண்ணெய் விட்டு கடைந்து சீசாவில் சேமிக்கவும். களிம்பை துணியில் ஊட்டி மாறி, மாறி போட்டு வரத் தீரும்.

தலை புழு வெட்டு எண்ணை I

சாரட்டைச்சாறு (சாரணத்தி), வெற்றிலைச்சாறு, மிளகு இவைகள் பலம்-க-மூட்டைப்பூச்சி-12 எடுத்து இவைகளை அரவை செய்து அரைப்படி நல்லெண்ணெயில் போட்டு சூரிய புடமாக 3 நாள் வைக்கவும். அதை எடுத்து வடித்து வாரம் 2 முறை தலைமுழுகி வரத் தீரும்.

கண் புழு வெட்டு எண்ணை II

ஏலம் 1பலம் எடுத்து பழச்சாறு விட்டு அரவை செய்து அரைபடி நல்லெண்ணெயில் கலக்கி 8 நாள் சூரியபுடமாக வைத்து சனி வாரம் தோறும் தலைமுழுகி வரத் தீரும். 5ஆவது முழுக்கில் தீரும்.

பழைய பெரும்பாடு தீர

குருவம்நெல் புழுங்கள் அரிசியை கவுதும்பைச் சாறு விட்டு அரவை செய்து பனங்கருப்பட்டியில் பிசைந்து உரலில் சூடு ஏற இடிக்க, கெட்டிச் சேரும் பதத்தில் எடுத்து, காற்றுபடும் சட்டியில் சேமித்து குருவம்தெள்ளவு 3 நாள் 6 வேளை சாப்பிடத்தீரும்.

தீராத பெரும்பாட்டிற்கு

உதியம்பட்டை, நாவல்பட்டை, வெள்ளைநாவல்பட்டை இவைகள் சமனெடை எடுத்து நறுக்கி 1படித் தண்ணீரில் போட்டு வற்றக்காய்ச்சி இறக்கவும். இளம் சூட்டில் 1பலம் சீனிக்காரம் போட்டு மாகானிப்படி அளவு, 3 நாள் 6 வேளை சாப்பிடத் தீரும். 6மாதம் அகபத்தியம்.

பெரும்பாட்டிற்கு

1. *ஆர்.எஸ்.பதி தைலத்தை ஒரு சொட்டு வெண்ணீரில் கலந்து 3 நாள் 6 வேளை சாப்பிடத் தீரும். இராமக்கோனார் அனுபவத்தில் அறிந்த மருந்து.*

2. *சங்கம்குப்பி இலைச் சாறு படி-ய-, இதனுடன் கடைந்த பசுவின் தயிர் படி-ய-சேர்த்து, 3 நாள் 6வேலை உப்பு, புளி நீக்கிச் சாப்பிடத் தீரும். 40 நாள் அகபத்தியம் (ஆண் பெண் உறவு நீக்கி).*

வெட்டைத் தீர

தேங்காய்ப்பால், புங்கவேர்ப்பால் (புங்கம் வேர் பட்டையை தண்ணீர் விட்டு இடித்து சாறு பிழிதல்) சமளவு சேர்த்து வெதுப்பலாக சூடேற்றி மாகானிப்படி 3 நாள் 6 வேளை சாப்பிடவும். உப்பு, புளி நீக்கி பத்தியம்.

வெள்ளைத் தீட்டு தீர

புங்கம்கொளுந்தினை அரவை செய்து நல்லெண்ணெயில் கலக்கி சங்களவு 3 நாள் 6 வேளை சாப்பிடவும். உப்பு புளி நீக்கிப் பத்தியம்.

தோவாளை, பெரும்பாடு தீர

ஆறாக்கீரையை பச்சையாக மூன்று நாள்களுக்கு காலை, மாலை மென்று திங்கவும். மூன்று நாள்களுக்கும் வீசம்படி வெள்ளாட்டம் பால் குடித்து வரத் தீரும்.

சொரி கிராந்தி கரப்பான் தீர

பூவரசம் கொளுந்தினை அரவை செய்து பசும்பாலில் கலக்கி 3 நாள் 6 வேளை சாப்பிடவும். உப்பு புளி நீக்கிப் பத்தியம்.

காமாலை சோகை, பாண்டுத் தீர

கரப்பான்தழை, சர்க்கரை, கடுக்காய் இவைகள் சமனெடை சேர்த்துக் கசாயமாக்கி 5 நாள் 10 வேளை சாப்பிடத் தீரும். புளி நீக்கி, உப்பு வறுத்து பத்தியம்.

காது செகுடு தீர

சரக்கொன்றை வேர், முருங்கை வேர் இவைகளை இடித்து சாறு பிழிந்து ஒரு சொட்டு காதில் விட்டு வெள்ளாவி மாறாத துணியால் காதினை அடைத்துக் கொள்ளவும்.

சிறு குழந்தைகள் பொறுமல், கழிச்சல் மருந்து

ஒருபூடு எடுத்து துவாரமிட்டு அதில் பெருங்காயத்தை நுணுக்கி துவாரத்தில் செலுத்தி சாணி உருண்டைக்குள் வைத்து புடம் போடவும். தீ நீர்த்தப் பின் எடுத்து அரவை செய்து சீசாவில் சேமிக்கவும். கைவிரல் பிடி அளவு எடுத்து அமிர்தப்பாலில் கலக்கி 3 நாள் உள்ளே கொடுக்கத் தீரும்.

சிறு குழந்தைகள் பொறுமல், கழிச்சல் மருந்து

கடுகினை தண்ணீர் விட்டு அரைத்து அமுக்குறா இலையில் தடவி துவாளையாக வாட்டிடவும். இதே போல் மூன்று முறை தடவி துவாளையாக வாட்டி சாறு பிழிந்து உள்ளே கொடுக்கத் தீரும். கை கண்ட மருந்து.

தாளகக் கட்டு:

- இருமல் தீர

1. மாதுளம்பழத்தை துளைத்து அதனுள் சுத்தி செய்த தாளகத்தை செலுத்தி, சீலை மண் ஐந்து சுற்று சுற்றி 15வராட்டியில் புடம் போடவும். ஆறியபின் அரவை செய்து சிசாவில் சேமிக்கவும்.
2. தாளகம் 1பலம் எடுத்து சுத்தி செய்து, வெள்ளாட்டம் ஈரலில் செலுத்தி புடம் போட்டு அரவை செய்து தேனில் அரிசி எடை 3 நாள் 6 வேளை கொடுக்கத்தீரும்.

இலிங்கக் கட்டு

சுத்தி செய்த 1பலம் இலிங்கத்தில் சிவனார்வேம்பு அரவை செய்து (சிவனார் வேம்பு பட்டை) கவசமாகப் பூசி, ஊமத்தம்காயினை இரண்டாக பிளந்து விதைகளை நீக்கி அதில் வைத்து சீலை மண் செய்து, அதன் மீது சாணி அப்பி வெயிலில் காய வைக்கவும். இருநாள் கழித்து முழப்புடம் (குழிப்புடம் போல் அரைக்குழி) போட்டு, நெருப்பு நீர்த்தப்பின் எடுத்து அரவை செய்து சீசாவில் சேமிக்கவும்.

வயிற்றில் உள்ள கிருமி விழ

பூவரசவிதை 2எடுத்து இரவு வேளையில் சாணியில் சொறுகி வைத்து காலையில் எடுத்து மேல் தோலினை நீக்கி அதை பாலில் அரவை செய்து பசும்பாலில் கலக்கிச் சாப்பிட கிருமி விழும்.

வயிற்றில் உள்ள கிருமி விழ

பிரண்டைவேர், வேப்பம்ஈர்க்கு, பூவரசவிதை, ஓமம் இவைகளை அரவை செய்து வெள்ளாட்டம் கோமியத்தில் கலக்கி ஒரு முடக்கு குடிக்க கிருமி வெளியேறும்.

வயிற்றில் உள்ள பெரும் கிருமி விழ

பூவரசம் விதை 2எருமை சாணியில் திணித்துக் காலையில் எடுத்து மேல் தோலினை நீக்கி பசும்பாலில் அரவை செய்து பாலில் கலக்கிக் கொடுக்கவும்.

பேதி மாத்திரை

இலுப்பைப்பூ 1வராகன், கடுகுரோகினி 2வராகன், சுத்தி செய்த நீர்வளம் 3வராகன் இவைகளை சுக்குக் கசாயத்தில் அரைத்து துவரை அளவு உருண்டை செய்து நிழலில் உலர வைக்கவும்.

சர்க்கரையில் ஒரு மாத்திரை கலந்து கொடுக்கவும். சிறியவர்களுக்கு அரை மாத்திரை கொடுக்கவும்.

பேதி நிற்க:

குளிர்ந்த நீரில் கால் அலம்பினால் நிற்கும். மோர் குடிக்கவும், அதிலும் நிற்கவில்லை என்றால் கருக வறுத்த சுக்கு ஓமம் சமனளவு கருப்பட்டி சேர்த்து சப்பிடவும், தலையில் பச்சதண்ணீர் ஊற்றிக்குளிக்கவும்.

அரையாப்புக் கட்டி தீர

புங்கம்விதையை பசும்பாலில் அரைத்துப் பாலில் கலக்கி மூன்று நாள் 6 வேளை கொடுக்க கட்டி அமுங்கும். 3 நாள் உப்பு, புளி நீக்கி பத்தியம் போடவும்.

சொறி சிரங்கு தீர

கந்தகம், இரசம், நீரடிமுத்து வகைக்கு 2வராகன் எடுத்து ஊமத்தம் காயினை துளைத்து அதனுள் திணித்து, நூலால் சுற்றி, அதன் மீது துணி சுற்றி 6வராட்டியில் புடம் போட நீர்க்கும். அதனை எடுத்து எருமை நெய்யில் அரவை செய்து பூசி வரவும். இலுப்பம் பிண்ணாக்கு கட்டியைச் சுட்டு அரைத்து தேய்த்துக் குளிக்கவும்.

கருவங்கம் பற்பம்:

- கருங்குட்டம், வெண்குட்டம், மேகம்21, பெருவியாதி, கிராந்தி வகை அனைத்தும் தீர

சுத்தி செய்த கருவங்கம், அம்மன்பச்சரி இலை, சீரகம் இவைகளை 1பலம் எடுத்து இரும்புச் சட்டியில் இட்டுச் சோற்றுக்கற்றாழை சோற்றை விட்டுக் கிண்ட சாம்பலாக நீரும். அதனை எடுத்து சோற்றுக்கற்றாழை வேர் சாற்றில் அரவை செய்து வில்லை தட்டி நிழலில் காயவைத்துக் கவசபுடம் போட நீரும். அரிசி எடை வேப்பம்பட்டை கசாயம், பசுநெய், பூவன்வாழைப்பழத்தில் பிசைந்து 15 நாள் 30 வேளை சாப்பிடத் தீரும். அகபத்தியம்.

காசம், ஈள இளப்பு தீர

வாழைக்கிழங்கில் துவாரமிட்டு அதில் பலம்-வ-இரசத்தை செலுத்தி பெருந்தும்பை, குப்பமேனிச் சாறு விட்டு மூடி

குக்கிப்புடம் போட நீரும். அரிசி எடை, பசுவெண்ணெய்நெய்யில் 3 நாள் 6 வேளை சாப்பிடத் தீரும்.

வாய்விற்கு கசாயம்

மூக்கரச்சான்வேர், முருங்கைப்பட்டை, மாவிலிங்கம்பட்டை, திப்பிலி, பூடு, இஞ்சி, நொச்சிவேர், வேலிப்பருத்திவேர், கொழிஞ்சிவேர், நிலவாகைவேர் இவைகளை தட்டி 1படி தண்ணீரில் போட்டு ¼பங்காக வற்றக் காய்ச்சி 4 வேளை புளித்தள்ளி கொடுக்கத் தீரும். கை கண்டமருந்து.

சகல இரணத்திற்கும் களிம்பு

துத்தம் 1பலம் எடுத்து, புளிய இலை சாறு விட்டு அரவை செய்து, பசு வெண்ணெயில் குழப்பிப் போடவும்.

மேக நீர் தீர எண்ணை

ஒரு படி வெள்ளாட்டம் கோமியத்தில் வெள்ளைமிளகு 1பலம் போட்டு, ஒரு வார காலம் சூரியப் புடமாக வைத்து எடுத்து காயப்போடவும். காய்ந்த பின் அதைத் தூள் செய்து கோழி முட்டையின் மஞ்சள் கருவை நீக்கி வெள்ளை கருவில் அரவை செய்து வாரம் ஒரு முறை தலைமுழுகவும். காலை 10மணிக்குத் தேய்த்தால் மாலை 4மணிக்கு தலை முழுகத் தீரும்.

வாத சூலை குதிங்கால், கணங்கால் மொழி வலி தீர

வெள்ளாட்டம் கோமியம் 3படி சேகரித்து அதில் சிவனார்வேம்பு, திருகுகள்ளி, எருக்கம்பூ, ஆவாரம் பட்டை, வீழி இலை இவைகளை நறுக்கிப்போட்டு கால்படியாக வற்றக் காய்ச்சி மேல்பூச்சாக பூசி வரத்தீரும்.

குதி வாதம் தீர

துவரை இலைச்சாற்றில், துவரை வேரினை அரவை செய்து, துவரை பெருமானம் மாத்திரை செய்து நிழலில் காயவைக்கவும். 10 நாள் 20 வேளை ஒரு மாத்திரையை தண்ணீரில் கலக்கிச் சாப்பிடவும். அகபத்தியம்.

வீக்கம், உள் பிடி, இரத்தக்கட்டு தீர

வேப்பம் பிசினை சீமை ஓட்டுடன் அரவை செய்து மேல் பூச்சாகப் போடவும்.

பஞ்சாக்கினி சூரணம்:

- காய்ச்சல் கட்டி, வெள்ளைகட்டி, நீர்க்கோர்வை, குன்மக் கட்டி தீர

மருள்கிழங்கு, புளியங்கருணைக்கிழங்கு, காட்டுக்கருணைக்கிழங்கு, பிரண்டைக்கிழங்கு, கொடிவேலிவேர்பட்டை, பரங்கிப்பட்டை இவைகள் 1பலம் எடுத்து நறுக்கி நிழல் காய்ச்சலாக காயவைத்து, அதை இடித்து சூரணமாக்கி பசு மோர்-ளு, அளவில் கலக்கி 10 நாள் குடிக்கத் தீரும்.

வாய்விற்கு கசாயம்

இஞ்சி, நொச்சிவேர், முருங்கைப்பட்டை, மாவிலிங்கப்பட்டை, தைவேளைவேர், கொழுஞ்சிவேர், மூக்கரைச்சான்வேர், வேலிப்பருத்திவேர், அமுக்றாவேர் இவைகளைத் தட்டி படி தண்ணீரில் போட்டு மானியப்படியாக வற்றவைத்து கசாயத்தை வடிகட்டி மானிப்படி அளவு 3 நாள் 6 வேளை சாப்பிடத்தீரும்.

வெள்ளை, வெட்டை, உடல் சூடு, ரத்தமூலம் தீர

ஆடுதிண்ணாப்பாலை, நன்னாரிவேர், சீரகம், வெந்தயம், ஸ்கோலரிசி இவைகளை சமளவு எடுத்து சூரணமாக்கி பசுவெண்ணெயில் குழப்பி 15 நாள் காலை, மாலை உண்ணவும்.

கோரவாய்வு தீர

பெரியலவங்கப்பட்டை 1பலம், திப்பிலி, பூடு, சுக்கு இவை பலம்-வ, கருப்பட்டி வீசை-ளு, இஞ்சி பலம்-இ எடுத்துக்கொள்ளவும். இஞ்சியும், முருங்கைப்பட்டையும் சாறு பிழிந்து வெள்ளாவி மாறாத துணியில் வடிகட்டி படி-வ, அளவு எடுத்து இரும்புச்சட்டியில் ஊற்றி வற்றக்காய்ச்சிடவும். அதில் இடித்து சளித்து தயாராக வைத்துள்ள மேலுள்ள பொருள்களை போட்டு கிளறி, கடைசியாக ஒரு பலம் கருப்பட்டி போட்டுக் கிண்டவும். இளம் சூட்டில் தேவை அறிந்து தேன் சேர்த்துக்கிண்டவும். முதலில் கருப்பட்டி போட்டால் கருகிவிடும். இதைச் சேகரித்து குருவம்தெள்ளவு அந்தி சந்தி 15 நாள் சாப்பிடத் தீரும். அகபத்தியம்.

தீ சுட்டப் புண்ணிற்கு

ஆமணக்கு எண்ணெய்யுடன், சமளவு தெளிந்த சுண்ணாம்பு நீரை கலந்து புண்ணில் போட இரணம் ஆறும். தேன் மட்டும் போட்டு வர ஆறும்.

தலைமயிர் உதிர்வதை தடுக்க

ஈராங்காயத்தை தேய்த்து வரவும்.

சொக்கு, மயக்கம், காதடைப்புத் தீர

ஏலம், கிராம்பு, சுக்கு, மிளகு, முந்திரிப்பழம், பேரீச்சம்பழம், மலைவேப்பங்கொழுந்து இவைகளை ஒரு படித் தண்ணீரில் போட்டுக் கசாயமாக்கி 3 நாள் 6 வேளை கொடுக்கத்தீரும்.

தகை இருமல் தீர

இஞ்சி, கொடிவேலிவேர், முந்திரிப்பழம் இவைகள் பலம்-இ-அளவு எடுக்கவும். இஞ்சியையும் கொடிவேலிவேரையும் அரைத்துச் சட்டியில் போட்டு வேகும் போது திரளும். அப்போது முந்திரிப்பழத்தைப் போட்டுக் கிண்ட இளகி வரும். சட்டியை இறக்கி வைத்து வெதும்பலாக இருக்கும் போது அரை வீசம்படி தேன் விட்டு கிண்டிச் சேகரிக்கவும். அந்தி சந்தியில் நெல்லி அளவு 15 நாள் சாப்பிடத் தீரும். அகபத்தியம், கை கண்ட மருந்து.

பிடறி வலி, சன்னி, மண்டைக்கணம், கபால இடி, ஒரு தலை வலி தீர

கத்திரிமஞ்சள், ஓமம், சாம்பிராணி, மிளகு இவைகள் 3வராகன் எடை எடுத்து, இடித்துத்தூள் செய்து வெள்ளை எருக்கம்பாலினை துணியில் தடவி இந்தத் தூளினைப் போட்டுச் சுருட்டி, வெள்ள எருக்கம் பாலினைத் துணியின் மேல்புறத்திலும் தடவி வெயிலில் காயவைக்கவும். இந்த திரியை வேப்பெண்ணெய் நனைத்து நெருப்பிட்டு அனைத்து, அதில் வரும் புகையை உறிஞ்சத் தீரும்.

குளிர் தீர

பசுமோரில் ஊற வைத்த மிளகு ¼ பலம் எடுத்து, துளசி இலை, கற்பூரம் 1வராகன் இவைகளை வெந்நீர் விட்டு அரவை செய்து வெந்நீரில் கலக்கி, 3 வேளை குடிக்கவும்.

வில்வாதி எண்ணை:

- கண்புகைச்சல், மேக இருமல், இரத்தமூலம், உடல் வறட்சி மேகம், வாதம் தீர

எட்டுப்படி தண்ணீரில் வில்வம்பட்டை-இ- வீசை நறுக்கிப் போட்டு கால்படியாக வற்றவைத்து வடிகட்டி இரும்பு சட்டியில் ஊற்றி அடுப்பில் ஏற்றவும். அதில் படி-வ-அளவு நல்லெண்ணெய் விட்டு காய்ச்சவும். 4பலம் சந்தனத்தூள், 1பலம் சுக்கு, திப்பிலி, மிளகு, கஸ்தூரிமஞ்சள், கோரைக்கிழங்கு, ஏலம் இவைகள் எடுத்து இடித்து காய்ச்சிடும் எண்ணெயில் போட்டு சிறுதீயாக எரிக்கவும். நன்றாகக் கொதித்தபின் எண்ணெயை வடிகட்டி சீசாவில் சேமித்து வாரம் இருமுறை தலை முழுகி வரத் தீரும்.

சோகை, காமாலை, நீர் சுரப்பு, (வீக்கம்) சுரவீக்கம் தீர

சுக்கு, திப்பிலி, மிளகு, கடுக்காய், சாதிக்காய், ஓமம், கிராம்பு, இஞ்சி, சிறுதேக்கு, அரத்தை (பேரரத்தை) கடுகுறோகினி, காட்டுச்சீரகம், சோம்பு, கழற்சிபருப்பு, வெள்ளாட்டாம் புழுக்கை இவைகளை சமளவு இடித்து துணியில் சளித்து மருந்தின் அளவு சீனாகற்கண்டு சேர்த்து, மானிப்படி பசு நெய் ஊற்றி கிண்டி கண்ணாடிப் புட்டியில் சேமிக்கவும். கழற்சிக்காய் அளவு அந்தி சந்தியில், 15 நாள் சாப்பிடத் தீரும். அகபத்தியம்.

காமாலைத் தீர

எருமைச் சாணிப்பால் (சாணியைக் கம்பிளியில் பிழிந்து எடுக்க), எருமைத் தயிர், சீரகம், ஈராங்காயம் இவைகளை எருமைத் தயிர் விட்டு அரவை செய்து கலக்கி 3 வேளை குடிக்கத் தீரும்.

இரசபற்பம்: ஆறாத சிரங்கு, புண்ணிற்கு மருந்து

ஒரு சாண் அளவு வாழைத்தண்டினை எடுத்து அதனைத் துளை செய்து அதில் 1வராகன் எடை சூதம் விட்டு அதன் மீது மிளகுதக்காளிச்சாறு விட்டு துவாரததில் மிளகுதக்காளி இலையை அரைத்து பூச்சாக பூசி துளையை அடைத்திடவும். இதனை வட்ட சட்டியில் வைத்து நிரம்ப எரு அடுக்கி தீயிடவும். எரிந்த பின் எடுக்க பற்பமாகும். சூதம் வெந்து இளகி இருக்கும் அதனை தேங்காய் எண்ணெயில் குழப்பி சிரங்கு புண்ணிற்கு போட்டு வரவும்.

மூலத்திற்கு இளகியம்

நாயுருவி இலையை, புழுங்கலரிசியில் அரவை செய்து தண்ணீர் விட்டு கலக்கி, நன்றாக வேகவிட்டு சர்க்கரை தூவி பசு நெய் விட்டு கிண்டி 15 நாள் சாப்பிடவும்.

காலாரா, படர் பத்து, நீர் சம்மந்தமான நோய் தீர

வீரம் 1பலம், சீனிக்காரம்-பலம்-6, இவை இரண்டையும் அரவை செய்து எருமை வெண்ணெயில் குழப்பி, சீலைசுற்றி அதனை 15எருவாட்டியில் கவசபுடம் போட சுண்ணமாகும். வாந்தி கண்டாலும் பேதி கண்டாலும் தேனில் அரிசி எடை கொடுக்கவும். கை கண்ட மருந்து.

வைசூரி தீர (பெரிய அம்மை)

புள்ளிமான் தோலினை கருக்கி, கஸ்தூரிமஞ்சள், வேப்பம் கொழுந்தில் அரவை செய்து தேனில் குழப்பி 3 நாள் 6 வேளை கொடுக்கவும். முத்து போட்டிருந்தாலும் முத்து போடாவிட்டாலும் முழங்காலுக்கு கீழ் விருவிருவென இருக்கும். மேல் உடம்பு காந்தல் இருக்கும்.

மூலம் 9-க்கும் மருந்து

மிதியாதழை (குருவித்தலைபாவற்காய்) அரவை செய்து குருவந்தெள்ளவு 5 நாள் 10 வேளை கொடுக்கவும். புளி தள்ளவும். வயிற்றிலுள்ள கிருமியெல்லாம் விழும்.

கிராணிக் கழிச்சலுக்கு

மஞ்சள், சுக்கு, சித்தரத்தை, வசம்பு 2வராகன் சேகரித்துச் சூரணமாக்கிடவும். 1வராகன் ஓமத்தை கருக வறுத்து அதில் சேர்த்து துணியில் சலித்துச் சேமிக்கவும். ஒரு சிட்டிகை அளவு தேனில் 5 நாள் 10 வேளை கொடுக்கவும்.

பிரசவம் ஆன பெண்ணுக்கு உதிரம் கட்டியது தீர

1. சதகுப்பை 4பலம் எடுத்து ஒருபடித் தண்ணீரில் போட்டு-ஒ-படியாக வற்றக்காய்ச்சி கருப்பட்டி போட்டுக் கலக்கி 2 வேளை கொடுக்க நிவர்த்தியாகும்.

2. வாழைக் குருத்தினை நறுக்கி இரும்பு சட்டியில் போட்டு சாம்பலாகக் கருக்கி எடுத்து கருப்பட்டியில் அரவை செய்து 3 வேளை சாப்பிடத் தீரும்.

3. முள்ளுமுருங்கைஇலையை இடித்துச் சாறு பிழிந்து வடிகட்டி கருப்பட்டி போட்டுக் கலக்கி 2 வேளை கொடுக்கத் தீரும்.

இருமல் தீர

கண்டங்கத்திரி வித்து, தேத்தான்விதை, சித்தரத்தை, திப்பிலி இவைகள் பலம்-வ-இவைகளை இடித்துச் சூரணமாக்கி, சட்டியில் போட்டு வெதும்பலாக வறுத்துத் தேன் விட்டுக் கிண்டி சுண்டக்காய் வீதம் 10 நாள் 20 வேளைச் சாப்பிடவும்.

இருமல் தீர

கண்டங்கத்திரி, ஆடாதொடை, துளசி இலைகளை காயவைத்து, அதிமதுரம், கடுக்காய் இவைகள் பலம்-இ-வீதம் எடுத்து இடித்து, நெய்யில் குழப்பி-1 மண்டலம் சாப்பிடவும்.

ஈளை இருமல், காச பித்தம் தீர

மிளகரணையை சூரணம்செய்து இதன் அளவிற்கு சுக்கு, திப்பிலி, கடுக்காய் எடுத்து இடித்து, துணியில் சலித்துச் சர்க்கரை சம அளவு சேர்த்துக் குருவந்தெள்ளவு சாப்பிடவும்.

பித்தமயக்கம் தீர

சீரகம், நீர்முள்ளிவித்து, சுக்கு வகைக்கு ¼ பலம் எடுத்து சூரணம்செய்து சரி நிகர் எடை சர்க்கரை கூட்டி 10 நாள் அந்தி சந்தி சாப்பிடத் தீரும்.

வால் மிளகு சூரணம்:

- மேக காங்கை, நீர் சுருக்கு வெள்ளைபடுதல் தீர

வால்மிளகு, சீரகம், கொத்தமல்லி, கற்கண்டு இவைகள் பலம்-வ-வீதம் எடுத்து சூரணம்செய்து வெண்ணையில் குழப்பிச் சாப்பிடவும்.

பாம்புக் கடி விசத்திற்கு

பொன்னாவரைவேர், மிளகு இவைகளை அரைத்து, மிளகு அளவு உருண்டையை அரை மணி நேரத்திற்கு ஒரு முறை கொடுக்கவும்.

படைகள் தீர

பொன்னாவரை வேருடன் சந்தனத்தூள் சேர்த்து அரவை செய்து 15 நாள் பூசி வர உதிர்ந்து போகும்.

கருந்தேமல் தீர

மருதாணி இலையுடன் படிகாரம் சேர்த்து அரைத்து 15 நாள் பூசி வர படை, நரம்பு இழுவையும் தீரும்.

சிரசில் நீர் ஏறிய மண்டைக்கணம் தீர

1. அரத்தை, சதக்குப்பை, திரிகடுகு இவைகள் 3வராகன் எடுத்து தூள் செய்து துணியில் சளித்து, நொச்சிச்சாற்றில் கலந்து நசியம் விடவும்.

2. புழுங்கரிசி 1வராகன், மிளகு, சாம்பிராணி, வெள்ளைக் குங்கிலியம் இவைகளை அமிர்த்தப்பால் விட்டு அரவை செய்து இரவில் நெற்றியில் பத்துப்போடவும்.

மண்டைக் கணம் ஒத்தனம்

பேப்பீர்க்கு, நொச்சி, ஊத்தாமணி, தும்பை, சிறுகீரைவேர், இவைகளைத் தண்ணீரில் போட்டு வேகவிட்டுகொள்ளவும். அடுப்பில் வெங்கச்சான் கல்லினைப் போட்டு நன்றாகச் சூடேற்றி வேகவைத்த தண்ணீரில் போட்டு ஆவி பிடிக்கவும்.

மண்டைக்காரப்பான் தீர

அவுரிவேர்பட்டை, பூடு, வசம்பு, சுருள்ப்பட்டை (இலவங்கப்பட்டை) வலம்புரிக்காய் இவைகளை இடித்து, நல்லெண்ணெய் விட்டு அரவை செய்து கலயத்தில் சேகரித்து, சூரியப்புடமாக ஒருநாள் வைத்து சீசாவில் சேகரித்துக் கொள்ளவும். இதனைத் தலையில் ஒருநாள் பூசி, மாலையில் சீகைக்காய் போட்டுக் குளித்து வரத் தீரும்.

சர்வ வாத எண்ணை:

- கண் புளு வெட்டும் தீர

1. கோராங்கிழங்கு, பூண்டுவேர், (காய்ந்தது), சந்தனத்தூள், அதிமதுரம், விளாமிச்சி இவைகளை இடித்துத் தூள் செய்து,

நல்லெண்ணெய் படி-இ, பசும்பால் படி-ஞ, இரண்டையும் சேர்த்து சூரணத்தைப் போட்டு நன்றாகக் காய்ச்சி, வடிகட்டி வாரம் 2முறை தலைமுழுகி வரத்தீரும்.

2. ஏலம் 1பலம் எடுத்து பழச்சாறு விட்டு அரவை செய்து, கால்படி நல்லெண்ணெயில் கலக்கி, 8 நாள் சூரியப்புடமாக வைத்து அதை எடுத்து வடிகட்டிக்கொள்ளவும். வாரம் இரண்டு முறை தலைகுளிக்க, ஐந்தாவது தலைமுழுக்கில் நோய் நீங்கும். கை கண்டமருந்து.

மண்டைக்கணம், கிறுகிறுப்பு, தலைப்பாரம் தீர

விளாமிச்சி, கசகசா, சோம்பு, வெல்லம், கொத்தமல்லி, வில்லமரப்பட்டை, எலுமிச்சைவேர் இவைகளுடன் உலர வைத்த முசுமுசுக்கை, வேலிபருத்திஇலை, முடக்காத்தான் இலைகளைச் சேர்த்து இடித்து தூள் செய்து இரண்டுபடி தண்ணீரில் போட்டுக் கால்படியாக வற்றவைத்து மாகானிபடி அளவு 3 நாள் 6 வேளை புளி நீக்கிச் சாப்பிட தீரும். கசாயம் சளித்து விடாமல் இருக்க அவ்வப்போது சூடுபடுத்திக்கொள்ளவும்.

வயிறு நழுக்கல் தீர

1. ஆத்திஇலை, சீரகம், ஈருள்ளி இவைகளை புளிச்ச தண்ணீரில் விட்டு அரவை செய்து துணியில் சாறு பிழிந்து ஒரு சங்கு அளவுக்கு 3 நாள் 6 வேளை கொடுக்கத் தீரும்.

2. கிளுவைக்காய், சீரகம், ஈருள்ளி இவை சமளவு எடுத்து அரவை செய்து பசுமோரில் கலக்கி 3 நாள் 6 வேளை கொடுக்கத் தீரும்.

சளி இருமல், மண்டைப் பாரம் தீர

வெற்றிலை, கண்டங்கத்தரி, துளசி இவைகளை 1பலம் எடுத்து வதக்கி, இடித்து சாறு பிளித்து வைத்துக்கொள்ளவும். அதில் சித்தரத்தை பொடி ஒரு சிட்டிகை, இஞ்சி பலம் ¼எடுத்து சாறு பிழிந்து அனைத்தையும் கலக்கி ஒரு சங்கு அளவு 3 வேளை கொடுக்கத் தீரும். கை கண்ட மருந்து.

சகல இரணத்திற்கும்

காசிக்கட்டி 2வராகன், கடுக்காய், பாக்கு இவைகள் 6வராகன், 1வராகன் அளவு வீரம், பூரம், சாம்பிராணி, 3வராகன் முற்றிய வேப்பமரத்துப்பட்டை 4வராகன் கந்தகம் எடுத்துக் கொள்ளவும்.

பூரம் அமிர்த்தப்பாலில் 60 நாழிகை ஊற வைக்கவும். வீரம் தேங்காய்த் தண்ணீரில் காய்ச்சி, வெற்றிலைச்சாறு விட்டு அரவை செய்து வில்லைத் தட்டி காய வைத்துக்கொள்ளவும். எருமை எரு சாம்பல் 1பலம் எடுத்து இதனுடன் மேலுள்ள மருந்துகள் அனைத்தையும் மொத்தமாக இடித்து 5பலம் பசுவெண்ணெயில் குழப்பி சீசாவில் சேமிக்கவும். மருந்தினை புண்ணில் தடவி வரத் தீரும். கை கண்ட மருந்து.

வாந்தி விக்கல் தீர

பிள்ளைப்பூச்சி மண்கூட்டினை எடுத்து அரைப்படி தண்ணீரில் வேகவைத்து இறுத்து, ஒரு சங்கு அளவு மூன்று வேளை கொடுக்கத் தீரும்.

மேக ஊரல், பத்து, வெடிப்புண் தீர

குப்பமேனிச்சாற்றில், 4பலம் அரிசியை 30நாழிகை ஊறப்போட்டு அதை அரவை செய்தால் மாவிளக்கு மாவுபோல் வரும் போது எடுத்து, அதன் நடுவில் தூளாக்கிய 2பலம் கந்தகத்தை வைத்து 15வராட்டியில் புடம் போடவும். தீ நீர்த்த பின் அதை அரவை செய்து, புங்க எண்ணையை நன்றாக கொதிக்க வைத்து அதனுடன் மருந்தினை கலந்து சீசாவில் சேமித்து இரண்டு தலைமுழுக்கில் ஊரல், அரிப்பு நிற்கும். கை கண்ட மருந்து.

பேதி மருந்து

முடக்காத்தான், நிலவாகை, சோற்றுக்கற்றாழைசருகு, கொடிக்கள்ளிச்சருகு, நொச்சிஇலை இவைகள் சமளவு எடுத்து 1படித் தண்ணீரில் போட்டு கால்படியாக வற்றக்காய்ச்சி, அதில் மாகானிப்படி விளக்கெண்ணெய் சேர்த்து மீண்டும் நன்றாக கொதிக்கவிட்டு, ஒரு சங்கு அளவு கொடுக்கப் பேதியாகும்.

குளிர் சுரம் தீர

பெருந்தும்பையை பிட்டவியலாக அவித்துச் சாறு பிழிந்து அரைச்சங்களவு எடுத்து அதே அளவு தேன் கலந்து 3 வேளை கொடுக்கத் தீரும். சாக்கு போட்டு போர்த்தியும் அடங்காத எப்பேர்பட்ட நடுங்கும் குளிராக இருந்தாலும் தீரும். கை கண்ட மருந்து.

காந்தலுடனான காய்ச்சல் தீர

வேலிப்பருத்திஇலையை இடித்துச் சாறு பிழிந்து கருப்பட்டியில் போட்டுக்காய்ச்சி சங்களவு இரண்டு வேளை கொடுக்கவும். காந்தலுடனான காய்ச்சல் தீரும்.

தொந்திப்பு, தோசம், சுரம் தீர

நாங்கிலிப்பூச்சி 7-பலம் எடுத்து அதை ஏழு தரம் மோரில் சுத்தி செய்து, சயநீர், மிளகு 1-பலம் எடுத்து இவைகளை 1-படி தண்ணீரில் போட்டுக் கால்படியாக வற்றக்காய்ச்சி 3 நாள் 6 வேளை கொடுக்கவும். உப்பு, புளி நீக்கி அகபத்தியம்.

காய்ச்சல் தீர

தூண்டில் புழுவை சுத்தி (பசும்பாலில் ஊறல் போட்டால் சுத்தி) செய்து அரைத்து அமிர்தப்பாலில் கலந்து அரைச்சங்களவு, 3 வேளை கொடுக்கத் தீரும்.

வாந்தி நிற்க

1. தூண்டில் புழுவை பாலில் கழுவி எடுத்து, தும்பைப்பூ சேர்த்து அரவை செய்து ஒரு சங்கு அளவு கொடுக்கத் தீரும். வாந்தி எடுத்தாலும் கொடுத்துக்கொண்டே இருக்கவும்.

2. இஞ்சிச் சாற்றை வெதுப்பி தேன் கலந்து மாகானிப்படி கொடுக்க கையில் பிடித்தால் போல் நிற்கும்.

கைமசக்குத் தீர

இலவம்பட்டையை புளித்த தண்ணீர் விட்டு அரவை செய்து வெளுத்த துணியில் சாறு பிழிந்து மானிப்படி எடுத்து மூன்று சிட்டிகை சர்க்கரை கலந்து குடிக்கத்தீரும்.

மூலம் மூளை கரைய

கல்மதம் 4வராகன் எடுத்து பசு வெண்ணெயில் அரவை செய்து விரலில் எடுத்து சுவாணவாயில் தடவி வர மூலமூளை நீராய்க் கரைந்து விடும்.

உள் மூலம் தீர

1. புளியங்கொட்டை தோலினை அரவை செய்து குருவம்தெள்ளளவு பிரமாணம் பசும்பாலில் கலக்கி காலையில் மட்டும் 5 நாள் சாப்பிடத் தீரும்.

2. வெள்ளை எருக்கம்பட்டையை காயவைத்து இடித்துச் சளித்து வைக்கவும். அரை சிட்டிகை பொடியுடன் இரண்டு பூண்டு வைத்து அரைத்து இரண்டு மிளகு பருமன் 7 நாள் ஒரு வேளை சாப்பிடத் தீரும். நல்லெண்ணெய், புளி நீக்கிச் சாப்பிடவும். கை கண்ட மருந்து.

ஈளை, இருமல் தீர

சித்தரத்தை, கிராம்பு, நறுக்கு இவைகள்-வ-பலம் எடுத்து இடித்துச் சூரணமாக்கி துணியில் சளித்துக்கொள்ளவும். சிறுநெருஞ்சிஇலை, கீழாநெல்லிஇலை, மூக்கரைச்சாண்வேர், கண்டங்கத்திரிஇலைச்சாறு இவைகளை இடித்துக் கால்படிச் சாறு பிழிந்து சட்டியில் இட்டுச் சுண்டக் காய்ச்சி அதில் பசு நெய்-ளு-விட்டுக் கிண்டும் போது மேலுள்ள சரக்குகளைப் போட்டு நன்றாகக் கிண்டி, கருப்பட்டி, தேன் சேர்த்து கிளறி இறக்கி வைத்துச் சூடு ஆறிய பின் சீசாவில் சேமிக்கவும். சுண்டைக்காய் வீதம் ஒரு மண்டலம் சாப்பிடத் தீரும் கை கண்ட மருந்து.

சகல வாய்வும் தீர உப்பு பற்பம்

ஆற்றுநீரினை கலயத்தில் எடுத்து அதில் கறி உப்பு-இ-பலம் எடுத்துக் கலக்கி ஒரு நாழிகை கழித்து அதனை வடிகட்டி அதைக் காய்ச்சி ஒரு கலயத்தில் சேமிக்கவும். இந்த நீரில் தைவேளை, குப்பமேனி, முருங்கப்பூச்சாறுகளை ஒரே அளவு எடுத்து அரவை செய்து, மெழுகுப் பதம் வரும் போது எடுத்து வில்லை தட்டி நிழல் காய்ச்சலாக வைக்கவும். காய்ந்த பின் குக்கிப்புடம் போட நீர்த்து விடும். அதைக் கல்வத்திலிட்டு அரைத்து சீசாவில் பத்திரப்படுத்தவும். இரண்டு அரிசி எடைக் கருப்பட்டியில் வைத்து 15 நாள் 30 வேளை சாப்பிடவும். கை கண்ட மருந்து.

சிறு குழந்தைகள் மாந்தக்கழிச்சல் தீர

அகத்தி மரத்துப்பட்டையைப் பாலில் அரவை செய்து, பாலில் கலந்து அரைச்சங்களவு மூன்று வேளை கொடுக்க கையில் பிடித்தது போல் நிற்கும்.

பஞ்ச உப்பு பற்பம்:

* குன்மம், வாய்வால் வரும் நெஞ்சடைப்புத் தீர

இந்துப்பு, கல்லுப்பு, பாறையுப்பு, சவுட்டுப்பு, வளையலுப்பு இவைகள் வகைக்கு 2வராகன் எடுத்து மாவிலிங்கம்இலை, எருக்கம்பூ, வேலிப்பருத்திஇலைச் சாறுகளில் தனித்தனியாக ஒரு சாமம் அரவை செய்து, உருண்டையாகப் பிடித்து நன்றாக காய வைத்து துணிச் சுற்றி முழப்புடம் போடவும். புடத்தில் கருத்திருக்கும். அதை எடுத்து மீண்டும் அதே சாறுகளில் தனித்தனியாக அரவை செய்து மீண்டும் மேல் சொன்னது போல் புடம் போட்டு எடுத்து கல்வத்தில் அரவை செய்து சீசாவில் சேமிக்கவும். சல்லிக்காசு எடை, வெண்ணீரில் கொடுக்க வாய்வால் வரும் நெஞ்சடைப்பு தீரும், நெய்யில் சாப்பிட குன்மம் தீரும், சுக்கு இரசம் அதனளவும் தேன் கலந்து சாப்பிட நெஞ்சு எரிச்சல் தீரும். கை கண்ட மருந்து.

விரை வாதம் தீர

குருகுமுத்து, ஆதண்டைவேர், (ஆரம் மரம்), வெண்காரம், மிளகு, நாயுருவிக்காய் அனைத்தும் சமமாக எடுத்து அரவை செய்து 5 நாள் 10 வேளை சாப்பிடத் தீரும்.

அண்டவாய்வு

கருஞ்சீரகம், வெள்ளைப்பூடு, இவைகளை தேனில் விட்டு அவித்து 10 நாள் 20 வேளை சாப்பிடவும்.

காயசித்திக்கு, பித்த வாய்வு, உடல் சூடு தீர, கண்கள் பளிச்சிட

நூற்றாண்டுக்கு மேலான வேப்பம்பட்டை கொண்டு வந்து அதை இடித்து தூள் செய்து வெள்ளாவி மாறாத துணியில் சளித்துக்கொள்ளவும். இதன் எடை அளவு சீனாகற்கண்டு சேர்த்து 48 நாள் சாப்பிடவும்.

கட்டிகள் கரைய

நொச்சி இலை சாற்றை தினமும் தடவி வரவும்

அஸ்தி சுரம், இருமல் தீர

மணல் தவளையை கறிக்குழம்பு போல் வைத்து சாப்பிட நாள் பட்ட இருமல் தீரும்.

சுரமாத்திரை

ஆடுதிண்ணாப்பாலைவேர், கருவேலம்பட்டை இவைகள் சரிஎடையாக எடுத்து காயவைத்து இடித்து சூரணமாக்கி பழச்சாறு விட்டு 1சாமம் அரவை செய்து துவரை அளவு குளிகை செய்து, நிழலில் காயவைத்து சீசாவில் சேமிக்கவும். 3 நாள் 6 வேளை தேனில் உரசிக்கொடுக்கச் சுரம் நீங்கும்.

பல் பொடி

கண்டங்கத்திரிக்காய் அல்லது பழத்தை காயவைத்துச் சட்டியில் போட்டுக் கருக்கிச் சாம்பலாக்கி தினசரி பல் துலக்கவும். பல் உறுதிபெறும்.

பேதி மருந்து

புளித்த காடிநீர், புளித்த பசுமோர், விளக்கெண்ணெய் இவைகள் சம அளவு எடுத்து கலக்கிச் சாப்பிடவும். அரை மணி நேரம் கழித்துப் புளித்த தண்ணீரில் கொதிக்க உப்புப் போட்டுக் கால்மானிப்படி குடிக்க, பேதியாகும்.

வயிற்றில் உள்ள கிருமி விழ

முருங்கைவேர், எலிவிசச்செடி, திரிபலாதி, சாதிக்காய், மச்சக்காய், கடுக்காய் இவைகளை சமளவு எடுத்து நையத்தட்டி, அரைப்படி தண்ணீரில் போட்டு கசாயமாக இறக்கி பெரியவர்களுக்கு மானிப்படியும், சிறியவர்களுக்கு இரண்டு சங்கு அளவும் கொடுக்கவும். மிளகு இரசம் வைத்துச் சாப்பிடவும்.

சுகபேதி எண்ணெய், சிரங்கு, கரப்பான் தீர

முருங்கைப்பட்டை, மூக்கரச்சான்வேர், ஈராங்காயம் இவைகள் சம எடையில் போட்டு விளக்கெண்ணெய்யில் காய்ச்சி 1தேக்கரண்டி வீதம் குடுக்கப் பேதியாகும்.

கிருமி விழ

பூவரசம் வித்தினை அரவை செய்து பசும்பாலில் கலக்கி மானிப்படிக்கு குறைவில்லாமல் குடிக்க பேதியாகும். அன்று மாலை, சுரபுன்னை இலையை உப்பு போடாமல் வேகவைத்துச் சாப்பிடவும்.

கிராணி கழிச்சல் நிற்க

அபினி, இலவங்கம், கிராம்பு, சாதிக்காய், அதிவிடயம் இவை 4வராகன் எடுத்து, இதனுடன் மாதுளம் பிஞ்சில் நல்லெண்ணெய் விட்டு வதக்கிடவும். கருகும் நிலையில் எடுத்து பசும் தயிர் விட்டு 2சாமம் அரவை செய்து சுண்டக்காய் வீதம் உருண்டை செய்து பசும் தயிரில் 3 நாள் 6 வேளை சாப்பிடத் தீரும்.

கண்வலி தீர

1. மருதாணி இலையை அரவை செய்து உள்ளங்காலில் பூசி வரத் தீரும்.
2. ஆறிய இட்டிலியை பச்சத்தண்ணீரில் தொட்டு 3 நாள் சாப்பிடவும்.

அந்தி சந்தி கண் நோய் தீர

கண்ணில் துளிசி இலையை பிழிந்து 3 நாள் விடத் தீரும்.

திப்பிலி சூரணம்- பெரு வீக்கம் தீர

திப்பிலி, சீரகம்-8-வராகன் எடுத்து இரண்டையும் வெயிலில் நன்றாக உலர்த்தி இடித்து, துணியில் சளித்து நெல்லிக்காய் அளவு எடுத்து தேனில் 15 நாள் அந்தி சந்தி சாப்பிடத் தீரும். இச்சாபத்தியம் 40 நாள்.

பஞ்சத்தீயாக்கினி இளகியம்:

வாய்வு ஏற்படும் வாதம், பித்தவாய்வு, சரீரத்தில் உள்குத்தல், வலி கடுப்பு, எரிச்சல், அஸ்தி வெட்டை, வாந்தி தீர.

திரிகடுகு, ஏலம், சீரகம் 1பலம் எடுத்து பொன்னிறமாக வறுத்து, இடித்து சூரணம்செய்து சளித்துக்கொள்ளவும். பசும் பாலில் கருப்பட்டி 3பலம் போட்டு பாகு செய்து சூரணத்தை போட்டுக் கிண்டும் போது, அதில் பசுநெய்விட்டு கிண்டி சீசாவில்

சேமிக்கவும். சுண்டக்காய் வீதம் அந்தி சந்தி வேளைகளில் 1மண்டலம் சாப்பிடவும்.

மண்டை பீனிசம் மண்டை இடி, மண்டைக்கனம் தீர எண்ணை

அமுக்றாவேர் 10பலம் எடுத்து 8படி தண்ணீரில் போட்டு 1படியாக காய்ச்சி வடித்து இரும்பு சட்டியில் சேகரித்து அடுப்பில் ஏற்றவும். அதில் 1படி நல்லெண்ணை, பழச்சாறு 1படி, சேகரித்து காடி, நொச்சிச் சாறு, எருக்கம்பூச்சாறு வகைக்கு-ளு-எடுத்து அதில் விட்டு வற்றக்காய்ச்சி சீசாவில் சேமித்து, வாரம் இரு முறை தலைமுழுகி வரத் தீரும். கை கண்ட மருந்து.

விஷசன்னி, குளிர் சன்னி, சுர வீக்கம் தீர

சாதிக்காய், மஞ்சள், திரிகடுகுகு, கிராம்பு, கடுகுறோகினி, ஏலம், சுத்தி செய்த நாபிக்கிழங்கு இவைகள் 1வராகன் எடுத்து பழச்சாறு விட்டு 5சாமம் அரைத்து, துவரம் பயிறு அளவு உருண்டை திரட்டி காயவைத்து, மாசிபத்திரி கசாயத்தில் ஒரு மாத்திரையைக் கலக்கி 3 நாள் 6 வேளை கொடுக்க, உப்பு, புளி நீக்கிப் பத்தியம்.

பெரும்பாடு தீர

வேப்பமரத்துப் பட்டை, நவாமரத்துப் பட்டை, சந்தனம் வகைக்கு-இ-அளவு எடுத்து தனித்தனியாக இடித்து, சளித்து அதை அரவை செய்து கொள்ளவும். மூன்றும் சேர்த்து கண்டங்கத்தரிக்காய் அளவு எடுத்து பசும் தயிர் (அ) வெள்ளாட்டம் பாலில் கலக்கி 5 நாள் 10 வேளை மட்டும் சாப்பிடவும். புளி, கருவாடு, மீன், கோழி, நல்லெண்ணெய், கடுகு நீக்கிச் சாப்பிடவும். அகபத்தியம் 3மாதம் தள்ளுபடி.

பூ நாக பற்பம்:

- பெரும்பாடு தீர

தூண்டில்புழுவை பசும்பாலில் 2சாமம் ஊறவைத்து, அதை எடுத்து நிழலில் காயவைக்கவும். நன்றாக காய்ந்த பின்னால் கல்வத்தில் இட்டு, அரவை செய்து மானிப்படி வெள்ளாட்டம் பால் அல்லது பசும்பாலில் அந்தி சந்தி 2வாரம் சாப்பிடத் தீரும்.

பத்தியம்; கருவாடு, மீன், கோழி, நல்லெண்ணெய், கடுகு நீக்கிச் சாப்பிடவும். அகபத்தியம் 3மாதம் தள்ளுபடி.

தாது புஷ்டிக்கு

பேரீச்சம்பழம் 40, குங்கிலியம், கிராம்பு, சாதிக்காய், சாதிப்பத்திரி இவைகள் 1பலம் எடுத்துக் கொள்ளவும். பேரீச்சம்பழம் நீங்கலாக மற்றவைகளை உரலில் போட்டு கம்பியால் இடிக்க இளகிவிடும். பேரீச்சம் பழக்கொட்டை நீங்கி அதனுள் இடித்த மருந்தினை செலுத்தி பழத்தை நூலால் சுத்தி கட்டி விடவும். இதனை நெய் விட்டு வேகவிட்டு இறக்கி வைத்து பழத்திலுள்ள நூலினை எடுத்து சீசாவில் சேமித்து மானிப்படி தேனில் 8 நாள் ஊறல் போட்டு நாள் ஒன்றிற்கு ஒரு பழம் விதம் சாப்பிடவும். பெண் மயக்கம் கூடாது, லாகிரி வஸ்துக்கள் ஆகாது. கருவாடு தவிர்க்கவும். மருந்தினை ஒரு மண்டலம் சாப்பிடவும்.

வீரிய விருத்திக்கு

குங்குமப்பூ, சாதிப்பத்திரி, பெருங்காயம், அபினி, பொரித்த வெண்காரம் வகைக்கு 1பலம் எடுத்து கல்வத்தில் அரவை செய்யும் போது துளித்துளியாக தேன் விட்டு அரைக்கவும். அதை 14உருண்டை செய்து தினம் 2உருண்டை வீதம் 7 நாள் சாப்பிடவும். பால் விட்டு அன்னம் உண்ணவும். கறி, மீன், கருவாடு, பெண் மோகம், லாகிரி வஸ்துகள் ஆகாது. இனிப்பு பதார்த்தம் ஏராளம் சாப்பிடவும். 8 நாள் கழித்து போகம் செய்யவும்.

சிரங்கு தீர

குமரிக்கிழங்கு, செங்கத்தாரிப்பட்டை இவைகளை அவுரி இலைச்சாற்றில் அரவை செய்து வேப்பெண்ணெயில் கலக்கி சேகரிக்கவும். அந்த எண்ணெய் உடலில் பூசி, 2சாமம் கழித்து குளித்து வரத் தீரும்.

தேறாத பிள்ளைகளுக்கு

தண்ணீர்மிட்டான் கிழங்குச்சாறு, கருநிறவெள்ளாட்டு பால், தேங்காய்ப்பால் சமளவு எடுத்து அதன் அளவு சீனாகற்கண்டு சேர்த்து நன்றாகக் காய்ச்சி வடிகட்டி 7 நாள் கொடுக்கச் சரியாகும்.

காதில் சீல் வடிதல் நிற்க

பூடு 5வராகன் எடுத்து வெள்ளைக்காக்கனத்திச்சாறு, தேங்காய்எண்ணெயில் கலக்கி 3 நாள் சூரியப் புடமாக வைத்து 4வது நாள் எடுத்து அதை கெட்டித்துணியில் வடிகட்டி, மூன்று நாள்கள் ஒரு சொட்டு வீதம் காதில் விடத்தீரும்.

காய்ச்சலுக்கு பின் வரும் இருமல், கைகால், அசாத்தியம், பசியின்மை, பெரும்பீ தீர

கரப்பான் தழைச்சாறு, சங்கு இலைச்சாறு இவைகள் கால்படி அளவு எடுத்து இரும்பு சட்டியில் இட்டு சுண்டக்காய்ச்சி மெழுகுப்பதம் கண்டவுடன் மானிப்படி பசுநெய் விட்டுக் கிண்டவும். இதற்கு முன்பாக 5வராகன் திப்பிலி, சித்தரத்தை, கடுக்காய் இடித்து துணியில் சளித்து தயாராக வைத்துக்கொண்டு அதில் போட்டுக் கிண்டி இறக்கவும். இளம் சூட்டில் மானிப்படி தேன் விட்டு நன்றாகக் கிண்டி இளகிய பதத்தில் சேகரிக்க. கழற்சிக்காய் பெருமானம் அந்தி சந்திகளில் சாப்பிட்டு வரத் தீரும். கை கண்ட மருந்து.

அக்கினி மாந்தம் தீர இளகியம்

திரிகடுகுகு, ஓமம், வாய்விளங்கம், 4வராகன் எடுத்து இடித்து, துணியில் சளித்து மருந்தின் அளவிற்கு சர்க்கரை சேர்த்து சுண்டக்காய் வீதம், 15 நாள் அந்தி சந்தி சாப்பிடத் தீரும்.

ஊரல் வெடிபுண் தீர

கழுதைஎரு, பழுத்த எருக்கு இலை இவைகளைக் கருக்கி சாம்பலாக்கி பூவரசம்பட்டையை இடித்துச் சளித்து அதனுடன் சேர்க்கவும். ஆணுக்கு பெண் நீரிலும், பெண்ணிற்கு ஆண் நீரிலும் அரவை செய்து பூசிடத் தீரும்.

குன்மம் வாந்தி ஏப்பம் தீர

ஏலம், நெல்லி வற்றல், பாசிப்பயிறு, மிளகு, நெல்பொரி, வில்வவேர்பட்டை இவைகளை சமளவு எடுத்து இடித்து இளநீர்விட்டு அரைக்கவும். இதனை இரும்புச் சட்டியிலிட்டு ஒருபடி இளநீரில் கலக்கி சுண்டக்காய்ச்சி 3 நாள், 6 வேளை கொடுக்கத் தீரும்.

பித்த வெடிப்பு தீர

மருதமரஇலையை பசும்பாலில் அரைத்து பிழிந்து 3 நாள் 6 வேளை கடும் பத்தியத்துடன் சாப்பிடத் தீரும். மயானத்தில் வெதும்பலான இடத்தில் மிதித்து வரத் தீரும்.

கர்ப்பம் உண்டாக எண்ணை

வீழி, தைவேளை, நிலவாகை, கொட்டக்கரந்தை, கரப்பான் இவைகளின் சாறு, பசும்பால், விளக்கெண்ணெய் இவைகள் அனைத்தும் மானிப்படி அளவு சேகரித்து இரும்பு சட்டியில் ஊற்றி அடுப்பில் ஏற்றி சிறுதீயாக எரித்துக் காய்ச்சவும். இதில் மஞ்சள், கடுகு, இந்துப்பு, பொரிகாரம், கடுக்காய், பூடு, வசம்பு, சுக்கு இவைகள் வகைக்கு 3வராகன் வீதம் எடுத்து, இடித்து காய்ச்சும் சட்டியில் போட்டுக்கிண்டவும். மெழுகுப்பதம் கண்டவுடன் இறக்கி சீசாவில் சேமிக்க. மாதவிடாய் ஆன 3ஆவது நாள் தலைமுழுகி 1தேக்கரண்டி அளவு 3 நாள் 6 வேளை கொடுக்கவும். உப்பு, புளி நீக்கி பத்தியம். எட்டு நாள் கழித்து மறுபத்தியம் போடவும். வேலிப்பருத்திச்சாறு தட்டி வலது நாசியில் ஒரு சொட்டு விடவும். ஆண் குழந்தைக்கு பெற்றிட இடது நாசியிலும் பெண் குழந்தை பெற்றிட வலது நாசியிலும் விடவும்.

எனது அனுபவம்: இம் மருந்து மாதவிடாய் சிக்கலை நன்றாக குணப்படுத்துகிறது. கரு உண்டாவதில் பெரிய வெற்றி கிட்டவில்லை.

சூலைக்கு

முற்-சங்கவேர்ப்பட்டையை காடித்தண்ணீர் விட்டு அரவை செய்து ஒரு சங்கு அளவு 40 நாள் சாப்பிடத் தீரும். அகபத்தியம்.

இரண பிளாஸ்திரி

வெள்ளைக்குங்கிலியம், வெண்மெழுகு இவைகள் 2பலம் எடுத்து சட்டியில் இட்டு அடுப்பில் ஏற்றிடவும். உருகும் போது கால்படி தேங்காய் எண்ணெய் ஊற்றவும். மருந்து நன்றாக காய்ந்து உருகுவது அறிந்து பச்சத்தண்ணீர் விட மருந்து திரண்டு மிதக்கும். அதை எடுத்து சேமிக்கவும். மருந்தினை துணியில் ஊட்டி புண்ணில் போட்டு வர ஆறும்.

விசத்திற்கு மெழுகு

வரிக்குமிட்டி பழச்சாறு பிழிந்து சட்டியில் இட்டு வேப்ப எண்ணை சேர்த்து சிறுதீயாக எரித்துக் கிண்டவும். மைப்போல வருவது அறிந்து இறக்கி சீசாவில் சேமிக்கவும். துவரை வீதம் நாவில் தடவி விட விசம் இறங்கும்.

பைத்தியம் தீரத் எண்ணை

பசுங்கோமியம், பசும்பால், கரப்பான்சாறு, முசுமுசுக்கைசாறு, நல்லெண்ணெய் சமளவு எடுத்துக் காய்ச்சி, தலைமுழுகி வரத் தீரும்.

சகல இரணத்திற்கு களிம்பு

சாதிலிங்கம், மிருதாசிங்கி, இரசம் கற்பூரம், வெள்ளைக் குங்கிலியம், கடுக்காய், மாசிக்காய், தான்றிக்காய், காசிக்கட்டி இவைகள் 2வராகன் எடுத்து பசுவெண்ணெயில் 1சாமம் அரைக்கவும். இம்மருந்தினை வழித்து எடுத்து உருண்டை செய்து பச்சத்தண்ணீரில் 30நாழிகை மிதக்கவிட்டு கண்ணாடி புட்டியில் சேமித்து வைக்கவும். மருந்தினை துணியில் ஊட்டி மாறிமாறிப் போடத் தீரும்.

அனைத்து நஞ்சுக்கடி விடத்திற்குத் எண்ணை

எட்டிப்பழம், வேப்பெண்ணெய் சமளவில் கணக்கிட்டு சட்டியில் இட்டு சிறுதீயாக எரித்து கிண்டவும். தைலமாக கண்டவுடன் இறக்கி சீசாவில் சேகரித்து காலணா எடை வீதம் 3 நாள் 6 வேளை கொடுக்கத் தீரும். கை கண்ட மருந்து.

சீறுநீரில் இரத்தம் கண்டால்

விராளி இலையை இடித்துச் சாறு பிழிந்து அதில் புழுங்கலரிசியை 2சாமம் ஊறப்போடுட்டு எடுத்து அதை அரவை செய்து 3 நாள் 6 வேளை சாப்பிடத் தீரும். கை கண்ட மருந்து.

முழங்கால் வாதம் தீர

வீழிஇலை, புண்ணாக்குபூண்டு, ஆவாரைஇலை, பூண்டு இவைகளை இடித்து விளக்கெண்ணெய்யில் வதக்கி இளம் சூட்டில்

எடுத்து ஒரு வாரம் கட்டவும். வீக்கம், குத்தல் நீங்கும். நோய் அறிந்து உள்மருந்து கொடுக்கவும்.

வயிறு இரைச்சல், வயிற்றுப்போக்கு தீர

மிளகு 1பலம் எடுத்து வேலிப்பருத்திச் சாற்றில் 2 நாள் ஊற வைத்து நிழலில் காய வைக்கவும். நன்றாக காய்ந்தபின் பொன்னிறமாக வறுத்து, இடித்து துணியில் சலித்துக் கொள்ளவும். ஒரு சிட்டிகை எடுத்து தேனில் 3 நாள் 6 வேளை சாப்பிடத் தீரும்.

மூல முளை இத்து விழ

நான்கு நாள்களுக்கு கோவை இலையை அரைத்து சுவாணத்தில் கோவணமாக கட்டவும். அதன் பின்னர் கம்மஞ்சோற்றை புளிச்சதண்ணீரில் காலையில் போட்டு இரவில் எடுத்து கோவை இலைச்சாற்றுடன் பிசைந்து மூன்று நாள் கட்டினால் முளை கூட்டோடு விழும்.

குழிப்புண் ஆற களிப்பு

தேங்காய் எண்ணெயை காய்ச்சி அதில் 1பலம் வெள்ளை மெழுகினைபோட்டு காய்ச்சிடவும். சட்டி ஆறிய பின் சீசாவில் மருந்தினை சேகரித்து பத்திரப்படுத்தவும். மருந்தினை துணியில் ஊட்டி புண்ணில் போட்டு வர ஆறும்.

இரணத்தில் நிர் வடிந்து ஆறாத புண் ஆற

வீரம், சுண்ணாம்பு, வெற்றிலைக் காம்பு, சாதிலிங்கம், பூரம் இவைகள் 1 வராகன் எடுத்து அரவை செய்து நல்லெண்ணெயில் கலக்கி இளம் சூடுபடுத்தி சீசாவில் சேமித்து வைக்க. மருந்தினை கோழி இறகால் தொட்டு புண்ணில் மருந்தினை போடத் தீரும். கை கண்ட மருந்து.

எனது அனுபவம்: புளி, நல்லெண்ணை, கடுகு இவைகள் புண் ஆறும் வரை நீக்க. உப்பு வறுத்து கொள்க.

கட்டி உடைய

ஈராங்காயத்தை அரவை செய்து எருமை சாணியில் பிசைந்து கட்டி வர உடையும்.

பெரிய, சிறியவர்கள் மூலகிராணி, நழுக்கல், அடிவயிறு வலி, மலத்தில் ரத்தம் போகுதுதல், வயிற்றுக் கடுப்பு தீர

உப்பினை கல்வத்தில் அரைத்து பதத்துடன் எடுத்து சுக்கு மேல் பாகத்தில் தடவி உலரவைக்க வேண்டும். இப்படியாக ஏழு முறை தடவி காயவைத்த சுக்கினை விளக்கு எண்ணெய் தீபந்தத்தில் வாட்டவும். அதை கல்வத்தில் அரவை செய்து துவரை அளவு 7 உருண்டை திரட்டி அரசம் இலைக்குள் வைத்து நூலால் கட்டி பசு மோரில் காய்ச்சிடவும். இலை பளுப்பு நிறமாவது அறிந்து அதை எடுத்து சூடு ஆறிய பின் உலரவைத்து கல்வத்தில் அரைத்து சீசாவில் வைக்கவும். பசுமோரில் கலந்து 3 நாள் 6 வேளை சிட்டிகை அளவு மருந்தினைக் கொடுக்கத் தீரும். கை கண்ட மருந்து.

கீழாநெல்லி சிரசு நோய் எண்ணை:

- சுரம் கண்ட வாய்வு 10, குட்டம், தளுதனிக்குடல் வாந்தி, பித்தக் கிறுகிறுப்பு, சோகைபாண்டு, குளிர்ச்சி, உஷ்ணரோகம், கபநீர் கட்டு தீர.

சீரகம், கீழாநெல்லி 2 பலம் இடித்து 4 படி தண்ணீரில் போட்டு வற்றக் காய்ச்சிடவும். அதில் நல்லெண்ணெய் - வ - ஊற்றிக் காய்ச்சவும். இதில் அரவை செய்து தயாராக வைத்துள்ள சர்க்கரை, கார்போக அரிசி இவைகள் 1 - பலம் போட்டுக் காய்ச்சி சீசாவில் சேமித்து வைத்து வாரம் 2 முறை தலைமுழுகி வரவும்.

இலவங்காதி எண்ணெய்:

- நாள்பட்ட சயம், காசம், ஈளை, இருமல், உப்பிசம் தீர

இலவங்கம், கற்கண்டு வகைக்கு 2 பலம், சாதிக்காய், சாதிப்பத்திரி இவைகள் - இ - பலம் எடுத்து அரவை செய்து 1படி நல்லெண்ணெய், முயல் இரத்தம் பலம் - வ - அளவு எடுத்து சட்டியில் போட்டு நன்றாகக் காய்ச்சி அதை வடிகட்டி எடுக்கவும். இளம் சூட்டில் குங்குமப்பூ, கோரோசனை, 1 வராகன் எடுத்து அரைத்துப் போட்டு கலக்கி சீசாவில் சேமிக்கவும். ஒரு சொட்டு எண்ணெயை வெண்ணீர் அல்லது முலைப்பாலில் நாள் ஒன்றுக்கு இரு வேளை சாப்பிட்டு வரத் தீரும்.

ஊரல் பத்துக்கு மேல் பூச்சு மருந்து

ஆடுதிண்ணாப் பாலையை வெள்ளாட்டம் சிறுநீரில் அரைத்து பூச தீரும்.

வாய்விற்கு கசாயம்

கொடிவேலிவேர், பரங்கிப் பட்டை, பிரமன் கிழங்கு, அதிமதுரம், மிளகு இவைகள் 1 வராகன் எடுத்து 1படி தண்ணீரில் போட்டு காய்ச்சி கால் பங்காக வற்றவைத்து அரை வீசம்படி வீதம் 3 நாள் 6 வேளை சாப்பிடத் தீரும். சங்க இலையில் உப்பு வறுத்து உணவில் பயன்படுத்தவும். புளி நீக்கிடவும்.

வாதச் சுரத்திற்குக் கசாயம்

அரத்தை, சதகுப்பை இவைகளை அரவை செய்து நொச்சிச்சாற்றில் கலக்கி காய்ச்சி அலக்களவு சாப்பிடத் தீரும்.

பித்த சுரத்திற்கு கசாயம்

ஆடாதொடை, கண்டங்கத்திரி, தூதுவளை, வேப்பம்பட்டை, பேப்புடல், சுக்கு இவைகளை 1 பலம் எடுத்து ஒரு படி தண்ணீரில் போட்டு கால் படியாக வற்றக்காய்ச்சி வடிகட்டி இரும்பு சட்டியில் ஊற்றி சிறுதீயாக எரித்து காய்ச்சவும். அதில் 2 பலம் கருப்பட்டி போட்டுக் கிண்டி இறக்கி வைக்கவும். கசாயத்தை 3 நாள் 6 வேளை சாப்பிடத் தீரும்.

சீலேப்பன சுரம் தீர

திப்பிலி, ஆடாதொடா, சுக்கு, சித்தரத்தை, ஓமம், கண்டங்கத்திரி இவைகளை தனித்தனியாக 1 பலம் எடுத்து ஒருபடி தண்ணீரில் போட்டு கால்படியாக வற்றக் காய்ச்சிடவும். அலக்களவு எடுத்து தேன் அளவாக கலந்து கொடுக்கத் தீரும்.

தகை இருமல் தீர

கடுக்காய், கடுக்காய்பூ, வால்மிளகு, சித்தரத்தை, சுக்கு இவைகளை தேவையான அளவு எடுத்து இடித்து, துணியில் சளித்து தேன் விட்டு அரவை செய்து சேமித்து சுண்டைக்காய் வீதம் சாப்பிடத் தீரும்.

கிராணிக் கழிச்சலுக்கு

காய்ந்த மூக்கரச்சான் வேரைக் கருக்கி, கருக வறுத்த ஓமம், கருப்பட்டி சேர்த்து அரவை செய்து நெல்லிக்காய் அளவு அந்தி சந்தியில் சாப்பிடத் தீரும்.

பேய்ச் சொரிக்கு

இந்துப்பு - வ - பலம் எடுத்து அரவை செய்து நெய் விட்டுக் குழப்பி தலையில் பூசி இரண்டு சாமம் கழித்து சீகைக்காய் போட்டுக் குளிக்கத் தீரும்.

நமச்சல், சொறித் தீர பேதி மருந்து

பூவரசம் ம் பட்டையை அரவை செய்து புளிச்சத் தண்ணீரில் கலக்கி உள்ளே சாப்பிடவும்.

சொரி, கிராந்தி, கரப்பான் தீர

பூவரசம் ன் மூலத்தை பாலில் அரைத்து, பாலில் கலக்கி 3 நாள் 6 வேளை சாப்பிடவும்.

நெஞ்சு எரிச்சல் தீர

பேரீச்சம் பழத்தை பாலில் கலக்கிச் சாப்பிடத் தீரும்

பாம்பு விசம் தீர

பொன்னாவரை வேர், மிளகு இவைகள் சம எடை எடுத்து அரவை செய்து சாப்பிட உடனே தீரும்.

மாதவிடாய் ஆக

ஈருள்ளி, மிளகு, மாவிலிங்கம்பட்டை இவை மூன்றும் ஒரே அளவாக எடுத்து அரவை செய்து 3 நாள் 6 வேளை சாப்பிடத் தீரும்.

சூதகக்கட்டு:

* மாதவிடாய் ஆகாமல் தள்ளிப் போனவர்களுக்கு

மூங்கில் இலை, மாவிலிங்கம் பட்டை, கொடிவேலிவேர் பட்டை, சதக்குப்பை, திப்பிலி இவைகள் அனைத்தும் 1 வராகன் எடுத்து அரவை செய்து 3 நாள் 6 நாள் சாப்பிட மாதவிடாய் ஆகும். அப்போது கட்டி கட்டியாக போய் வயிறு குத்தல் கண்டு வலி நிற்கும்.

எனது அனுபவம்: குங்கிலிய பற்பம் 48 நாளும், இரவில் 3 சொட்டு செங்கத்தாரி எண்ணையும் கொடுக்க நோய் அற்றுவிடுகிறது.

உடையாத கட்டிக்கு

பசு வெண்ணெயில், சுத்தி செய்த வீரத்தை அரவை செய்து சீசாவில் சேமிக்கவும். இதனை துணியில் ஊட்டி கட்டியில் போட உடையும்.

சன்னிக்கு எண்ணை:

- குடச்சல் வாதம் தீர.

கருநாபி 1 வராகன் அளவு எடுக்கவும். வசம்பு, வெள்ளைப்பூடு, ஓமம், சதகுப்பை இவைகள் 5 பலம், சாதிக்காய் 10 பலம் இவை அனைத்தையும் கலப்பைக்கிழங்கு இடித்து பிளிந்த சாற்றில் அரவை செய்து அரைப்படி வேப்பெண்ணெயில் கலந்து நன்றாக கொதிக்கக் காய்ச்சி சீசாவில் சேமிக்கவும். வாரம் இரு முறை எண்ணெய் தேய்த்து தலைமுழுகி வரத் தீரும். உள்ளே கொடுக்கக்கூடாது. மஞ்சளும் சாணியும் கலந்து தேய்த்து குளிக்கவும். புளியம் இலைத் தண்ணீரில் வேகவைத்த சுடு தண்ணீரில் குளிக்கவும்.

அரையாப்புக் கட்டித் தீர
(தொடை இடுக்கில் வரும் பொக்கலம்)

கொல்லம் கோவைகிழங்கு, அப்பங்கோவை இலை, கொடிவேலி வேர்ப்பட்டை, ஈராங்காயம், மிருதாசிங்கி இவைகளை அரவை செய்து விளக்கெண்ணெய், நல்லெண்ணெய் சமளவு எடுத்து அரைத்த மருந்துடன் கலந்து கொதிக்கக் காய்ச்சி கடைசியில் கருப்பட்டி போட்டுக் கிண்டி மெழுகுப்பதமாக எடுத்து சேமிக்கவும். 5 நாள் 10 வேளை சாப்பிடவும். புளி நீக்கி வறுத்த உப்பு உணவு. அகபத்தியம்.

கண்ணில் நீர் வடிதல் தீர

பூலாஇலை 1 குருத்து, கருவேலம் இலை 1 குருத்து, தான்றிக்காய், மாசிக்காய், காசிக்கட்டி, இவை மூன்றும் 1 வராகன் எடுத்து அனைத்தையும் ஒன்றாக அரவை செய்து சட்டியில் போட்டு நன்றாக வேகவிட்டு அதனை துணியில் சாறு பிழிந்து சிறு கலயத்தில் சேகரிக்கவும். சிறு கரண்டியில் அபினி, சீனிக்காரம்

இதனுடன் மேலுள்ள மருந்துடன் சேர்த்து அடுப்பில் வைத்து ஆவாரம் குச்சியால் கிண்ட மைப்பதமாக வரும். புளிய இலையில் கொதிக்க வைத்த தண்ணீரால் கண்களை கழுவி மருந்தினை கண்களை மூடி கீழ் மேல் புருவம் பகுதியில் பத்துப்போட்டு வரத் தீரும்.

வாய்வு குத்துக்கு கசாயம்

கொடிவேலிவேர், சுக்கு, பரங்கிப் பட்டை, பிரமன் கிழங்கு இவைகளை ஒரு படி தண்ணீர் விட்டு வேகவைத்து 8ல் ஒரு பங்காக வற்ற வைத்து மானிப்படி அளவு 3 நாள் 6 வேளை சாப்பிடத் தீரும்.

மதிபேதகம் தீர

அ. சிறுகீரை வேர் அரவை செய்து வெண்ணீரில் கலக்கிக் கொடுக்கவும்.

ஆ. கடம்பை மரத்து வேர்ப்பட்டையை அரவை செய்து வெந்நீரில் கொடுக்கவும்.

இ. மிளகு, ஈராங்காயம், தும்பை இவைகளை அரவை செய்து துணியில் சாறு பிழிந்து நசியம் கொடுக்கவும்.

இத்துடன் பசும் கோமியம், பசும்பால், கரப்பான் தழைச் சாறு, முசுமுசுக்கை, சிறுகீரை வேர்ச் சாறு, கடம்பமர வேர்ப்பட்டை இவைகளை அரைப்படி தயாரித்து அரைபடி நல்லெண்ணெயில் கலந்து காய்ச்சி தலைமுழுகி வரத் தீரும்.

பிள்ளை பெறுவது சிரமம் ஏற்பட்டால்

கீழாநெல்லியை வளையமாக செய்து இடது கால் பெருவிரலில் இறுக்க மாட்டி விட சுகப்பிரசவம்.

எனது அனுபவம்: பெரிய பயன் தரவில்லை.

சுகப்பிரசவம் ஆக

முன்னைவேரினை பசுவின் பாலில் அரவை செய்து உள்ளே கொடுக்க சு சுகப்பிரசவம்.

எனது அனுபவம்: 8 வது மாதம் முதல் வாரம் இருமுறை அரை சங்கு அளவு கொடுத்துவர பயன் தருகிறது.

தாகவறட்சி தீர

வில்வ இலை, ஆடாதொடா, அரசம் கொளுந்து, அதிமதுரம் இவைகளை இடித்து சட்டியில் போட்டு கருக விட்டு தண்ணீர் விட்டு வற்றக்காய்ச்சி மாகானிப்படி கொடுக்கத் தீரும்.

சோகை காமாலை, நீர் சுரப்பு (வீக்கம்) தீர இளகியம்

சுக்கு, மிளகு, திப்பிலி, நற்சீரகம், காட்டுச்சீரகம், சாதிக்காய், இஞ்சி, கிராம்பு, சோம்பு, கடுகுறோகினி, வெள்ளாட்டின் காய்ந்த புளுக்கை இவைகளை ஓரளவாக எடுத்து உரலில் போட்டு கடபாறை கம்பியால் இடித்துத் துணியில் சளித்துக்கொள்ளவும். கரப்பான் இலைச்சாறு கால்படியை இரும்புச் சட்டியில் ஊற்றி சுண்டக்காய்ச்சி அதில் இடித்த மருந்தினை போட்டுக் கிண்டவும். சாறு சுண்டுவது அறிந்து மானிப்படி பசு நெய் விட்டு கிண்டி அதன்பின் 2 பலம் கருப்பட்டி தூள் போட்டுக் கிண்டி இறக்கவும். சூடு தணிந்தவுடன் மானிப்படி தேன் சேர்த்து கிண்டி கண்ணாடிப் புட்டியில் சேகரித்து வைக்கவும். கழற்சிக்காய் பருமன் அந்தி சந்தி 15 நாள் சாப்பிடத் தீரும். அகபத்தியம்.

சூலை 18-க்கும் கசாயம்

சிவனார்வேம்பு, பீச்சங்கம்வேர், கொடிவேலிவேர், வெள்ளருக்கு, அமுகுறா வேர், சங்கம்குப்பி, பிரமன்கிழங்கு, பூவரசம்பட்டை, பலாமரத்துப்பட்டை, வாய்விளங்கம், மிளகு, சுக்கு, காட்டுச்சீரகம், பரங்கிப்பட்டை சர்க்கரை இவைகள் 1 பலம் வீதம் எடுத்துக் கொள்ளவும். இவைகளை பசும்பால் விட்டு இடித்து பிழிந்து எடுத்து இரும்புசட்டியில் இட்டு மூன்று பங்காக வற்றக்காய்ச்சி கசாயமாக்கி அதில் 2 வராகன் இலிங்கசெந்தூரம் போட்டுக் கிண்டிக் கொள்ளவும். ஒரு சங்கு அளவிற்கு 3 நாள் 6 வேளை கொடுக்கவும். உப்பு புளி நீக்கி பத்தியம்.

மகோதரம் பீலிகை

- காமாலை, வீக்கம், நீர்க்கோர்வை, பாண்டு தீர

நீர்முள்ளி, கீழாநெல்லி, வீழிவேர், கோவைத் தண்டு, பூவரசம்பட்டை, கூளப்பூவேர், நெருஞ்சி வேர், சிறுகீரை வேர், நிலவாகைவேர், உலகம்பட்டை இவைகள் அனைத்தும் காய்ந்த சரக்குகளாக வகைக்கு 2 பலம் எடுத்துக்கொள்க. சுக்கு, கடுக்காய், கடுகுறோகினி, கருஞ்சீரகம், காட்டுச் சீரகம், திப்பிலி இவைகள் 4 வராகன் வீதம் எடுத்து இடித்து இரண்டையும் சேர்த்துக் கலக்கி கழற்சிக்காய் வீதம் 6 நாள் 12 வேளை சாப்பிடவும். உப்பு புளி நீக்கிச் சாப்பிடவும்.

ஒரு தலை வலிக்கு எண்ணை & நசியம்

நல்லெண்ணெய், மூதண்டைச் சாறு, பசும்பால், குருகு முத்துச் சாறு இவைகள் படி - வ - எடுத்து அதில் 1 பலம் மிளகு உடைத்து போட்டு காய்ச்சவும். மிளகு மிதக்கும் வரை அடுப்பில் தீ எரிக்கவும். மிதக்கும் மிளகினை கரண்டியில் அருவி எடுத்து அரவை செய்திடவும். சிறுதீயாக அடுப்பு எரிக்க சுத்தமம்.

அரவை செய்த மிளகினை அடுப்பில் கொதிக்கும் சாற்றில் கலக்கி நன்றாகக் காய்ச்சி இறக்கி வைத்து வடிகட்டவும். குளிந்த பின்னர் சீசாவில் சேகரித்து சூரிய உதயம், குளிர்ந்த நேரங்களில் தலை முழுகிவரத் தீரும். சாமுத்திரபழம் வாங்கி பெருங்காயம் சேர்த்து முலைப்பாலில் சேர்த்து அரைத்து நசியம் விடவும்.

பினிசம் 7-க்கும் மருந்து

மாதுளம்பூ, எருக்கம்பூ, குங்குமப்பூ, அமிர்தப்பால் விட்டு அரவை செய்து நாசியில் ஒரு சொட்டு பிழியத் தீரும்.

வாய்விற்குக் கசாயம்

சங்கம்வேர், கொழிஞ்சிவேர், கொடிவேலிவேர், பரங்கிப்பட்டை, சுக்கு, வாய்விளங்கம், கொத்தமல்லி இவைகள் 2 வராகன் எடுத்து இடித்து விளக்கெண்ணெய்யில் போட்டு காய்ச்சி வடிகட்டி முக்கால் துட்டு 3 நாள் 6 வேளை சாப்பிடத் தீரும்.

முழங்கால் வாதம் தீர

வீழிஇலை, புண்ணாக்குப் பூண்டு, ஆவாரம் கொளுந்து, வெள்ளப்பூடு இவைகளை விளக்கெண்ணெய் விட்டு இடித்து வேகவைத்து கட்டி வர 1வாரத்தில் தீரும்.

எலிக்கடி 18-க்கும்

காய்ந்த கரும்பூனை மலத்தை அரைத்து துவரை எடை பச்சத் தண்ணீரில் 3 நாள் 6 வேளை கடும் பத்தியத்துடன் கொடுக்கவும்.

வெறிநாய்க் கடிக்கு

தக்காளி இலைச்சாறு கால்மானிப்படி வீதம் 3 நாள் 6 வேளை உப்பு புளி நீக்கி பத்தியத்துடன் கொடுக்கத் தீரும். கை கண்ட மருந்து.

பூனைக்கடிக்கு

குப்பமேனிப் பட்டையை பசும்பாலில் அரவை செய்து 3 நாள் 6 வேளை உப்பு புளி நீக்கி பத்தியத்துடன் கொடுக்கத் தீரும். கடிவாயில் மூன்று நாள்கள் அவுரி இலையை அரைத்துப் பூசவும்.

வண்டுக் கடிக்கு

திணை அரிசியில் கருத்த வெள்ளாட்டம் பால், ஆடாதொடா இலை போட்டு உப்பில்லாமல் வேகவைத்த சோற்றில் வெள்ளாட்டம் பால் கலந்து 3 நாள் 6 வேளை பத்தியமாக கொடுக்கத் தீரும். வசம்பு, அவுரி இலையை அரைத்து மேல் பூச்சாக பூசிக்கொள்ளவும்.

பூரான் கடிக்கு

வாடிய எருக்கம்பூ 7 எடுத்து ஏழு நாளும் சாப்பிடத் தீரும்.

சிய்யான், பெருச்சாளி கடிக்கு

1. கொல்லங்கோவைகிழங்கை அரவை செய்து சுண்டைக்காய் வீதம் 3 நாள் 6 வேளை சாப்பிடத் தீரும்.

2. வெள்ளருக்கு வேரினை பாலில் அரவை செய்து துவரை அளவு 3 நாள் 6 வேளை சாப்பிடத் தீரும்.

3. கருஞ்சுரம் பட்டையை தீ மூட்டி புகை போட்டு வாசம் பிடிக்கவும்.

தேள் கடிக்கு

கிராம்பு, அதிவிடயம், திப்பிலி, பச்சைக்காடை அல்லது மயில் இறகினை கருக்கிய சாம்பல் இவைகளை நுணுக்கி தேனில்

குழப்பிச் சாப்பிடவும். வாந்தி வலி, மயக்கம், கிறுகிறுப்பு தீரும். பெரியாநங்கை வேரினை அரவை செய்து கடிவாயில் பூசவும்.

இரத்த சீத பேதித் தீர சூரணம்

கற்கடகசிங்கி, கிராம்பு, கருவேலம்பட்டை இவைகளை பொன்னிறமாக வறுத்து சூரணம்செய்து பசு வெண்ணெயில் குழப்பிச் சாப்பிடத் தீரும்.

கட்டுவாதி மாத்திரை: சுரம், கிராணித் தீர

சாதிக்காய், சாதிப்பத்திரி, மாச்சக்காய், கடுக்காய்பூ, சீரகம், அதிவிடயம், கிராம்பு, வெந்தயம், கசகசா இவைகள் வகைக்கு 1வராகன் எடுத்து பாலில் 1சாமம் அரவை செய்து மிளகு அளவு உருண்டை திரட்டி நிழலில் காய வைத்து கண்ணாடிக் குடுவையில் பத்திரப்படுத்தவும். 3 நாள் 6 வேளை, தேன் அல்லது வெண்ணெயில் ஆள் திடமறிந்து கொடுக்கத் தீரும்.

வயிற்றுக் கடுப்புத் தீர

சுக்கு 2வராகன் எடுத்து பசு மோரில் அரவை செய்து, அரச இலையில் வைத்து பசு மோரில் வேகவைத்து எடுக்கவும். அதனை பசும் தயிரில் கலக்கிச் சாப்பிட கையில் பிடித்தது போல் நிற்கும்.

கபால இடி, தலை வலி, சன்னி தீர சுருட்டு

பெருங்காயம், ஓமம், சாம்பிராணி, மிளகு, சித்தரத்தை, சீரகம், இலிங்கம் இவைகளை பிள்ளைப்பால் விட்டு அரவை செய்து துணியில் ஊட்டி காயவைத்து திரியாக சுருட்டி காயவைத்து திரியை தீ மூட்டி அணைத்து அதில் வரும் புகையை உறிஞ்ச தீரும்.

மாடு செருமல் தீர

1. மூங்கில் இலை, வெள்ளைப்பூடு, 1பலம் எடுத்து இடித்து உருண்டை செய்து உள்ளே கொடுக்கத் தீரும்.

2. சுக்கு 1பலம் எடுத்து இடித்து சலித்து இதனை நெருஞ்சிச் சாறு 1படியில் கலக்கிக் கொடுக்கத் தீரும்.

மாட்டுக்குச் சப்பை நோ தீர

வெற்றிலை 50, 1பலம் மிளகு, மானிப்படி வேப்பெண்ணெயில் அரவை செய்து உள்ளே கொடுக்கத் தீரும்.

மாடு தகைச் செருமல் தீர

மஞ்சள், பெருங்காயம், வெற்றிலை இவைகள் 1பலம், 1தேங்காய் இவைகளை இடித்து உருண்டை திரட்டி உள்ளே தள்ளத் தீரும். கை கண்ட மருந்து.

முரசு (ஈறு) வரள பல்பொடி

கடுக்காய் இருபத்தைந்து இடித்து சளித்துக்கொள்ளவும். அதனுடன் ஆதா இலை பாலில் பிசைந்து நிழலில் உளரவைக்கவும். இப்படியாக பத்துமுறை செய்த பின் ஒரு பலம் சோற்றுப்பு, சீனிக்காரம் சேர்த்து அரைவை செய்து ஒரு மண்டலம் பல் துளக்கவும் முரசு வளரும்.

எனது அனுபவம்: *(ஆதா செடியினை சமூலமாக எடுத்து இடித்து சாறு பிழிந்திடவும்). பல் துளக்கிய பின் சுடுநீரில் வாய் கொப்பளிக்க 15நாளில் நல்ல பலன் தருகிறது.*

வலி, வீக்கம், குத்தல், குடைச்சல் தீர

கருஊமத்தை இலை சாறு அரைப்படியில் தேங்காய் எண்ணை ஒருபடி சேர்த்து நன்றாக காய்ச்சியபின் ஓமப்பொடி 1பலம் சேர்த்து கிண்டும் போது மெழுகுப்பதம் காணும். அதில் ஒரு பலம் கற்பூரம் போட்டு கிண்டி கரைத்துக்கொள்ளவும். இந்தத் தைலத்தை கைகால்களில் தேய்த்து ஒரு மணி நேரம் கழித்து சுடுநீரில் கழுவிக்கொள்ளத் தீரும்.

வாதம் தீர

லிங்கம், தாளகம், மஞ்சள் கௌரிபாசணம், சங்குபாசணம்,கெந்தகம், சூதம், மிருதாசிங்கி, வீரம், துருசு இவைகள் சுத்தி செய்து ஒரு வராகன் எடுத்து நன்றாக புளித்த காடி நீரில் அரைத்து துணியில் தடவி ஈரம் காய்ந்திட தொடங்கவிடவும். அத்துணியினை இரும்பு கம்பியில் சுற்றி நெய் ஊற்றிய பாத்திரத்தில் இட்டு நன்றாக கொதிக்க விட்டு நெயினை சேமித்து வைக்கவும். நெய்யினை தேவையான அளவு எடுத்து சுக்கு, அமுக்குறாவேர், சுத்தி செய்த பறங்கிப்பட்டை, பனங்கருப்படி

சேர்த்து மெழுகுப்பதமாக அரைத்து சீசாவில் சேமித்திடவும். சுண்டைக்காய் வீதம் 15 நாள் காலை மாலை சாப்பிட தீரும்.

எனது அனுபவம்: முகவாதம், காது மாந்தம், வேர்வை இல்லாதது, கடவாய் வலி, உடல் எரிச்சல், பாத எரிச்சல் உள்ளவர்களுக்கு அண்டத்தைலத்துடன் இந்த மெழுகினை அரவை செய்து கொடுக்க விரைவில் குணமாகிறது. உடல் எரிச்சல் பாத எரிச்சல் உள்ளவர்களுக்கு தனியாக கசாயமும் குடிக்க வேண்டும்.

பிடறி வலி தீர

சதகுப்பை, நீர் வற்றிய தேங்காய், கடுகு, பூடு, ஆமணக்கு முத்து இவைகளை சமஅளவு எடுத்து பாலில் அரைத்து 15 நாள் பூசி வர தீரும். கைகண்ட மருந்து

எனது அனுபவம்: கெந்தி மெழுகு, தாது புஷ்டிக்கான பேரீச்சம் மருந்து ஒரு மண்டலம் சாப்பிட்டு அகபத்தியமும் இருந்தால் நன்றாக குணமடைகிறார்கள். பிடறிவலி சுருட்டு-னை, பதினைந்து நாள் ஒரு வேலை மட்டும் உறுஞ்சக் கொடுக்கவும்.

கடும் பத்தியம் இருக்கும் முறை:

நால்பட்ட நோயாளிகள் உடல் திடமறிந்து பேதி போடவும். பேதி போட்டு மூன்று நாள் கழித்து பத்தியம் துவக்கவும். அரிசி, சிறிதளவு பாசிப்பருப்பு கலந்து உப்பு இல்லாத உடைகஞ்சியாக வேக வைத்து கரைத்துக் குடிக்கவும். துவையலாக எண்ணைபடாத சட்டியில் பாசிப்பருப்பினை வறுத்து தேவையான அளவு எடுத்து ஒரு பூண்டு, ஒரு மிளகாய் வற்றல் இவைகளை எண்ணைபடாத சட்டியில் வறுத்து மைப்போல் அரைத்து வைத்துக்கொள்ளவும். 3 நாள் பத்தியம் முடியும் வரை குளிக்க, எண்ணை தேய்க்க, பல் துளக்கக்கூடாது. வறுத்த பாசிப்பருப்பு, அவுல் இவை தவிர வேறு எந்தப்பண்டமும் உண்ணக்கூடாது.

பத்தியம் முறிக்கும் முறை:

மூன்று நாள் பத்தியம் முடித்த மூன்றாம் நாள் மாலை ஓமம்-தை தண்ணிர் விட்டு அரைத்து தலையில் தேய்த்து விட்டு சுடு தண்ணீர் ஒரே தண்ணீராக வைத்து குளிக்க வேண்டும். குளித்து முடித்தப்பின்னர், தயாராக வைத்துள்ள கசாயமான, பத்து மிளகு, ஒரு வராகன் முற்றிய சிறிக்கீரை வேர், 10 வெற்றிலைக்காம்பு

இவைகளை கால்படி தண்ணீரில் போட்டு ஒரு மானிப்படியாக வற்ற வைத்து அதனைக் குடிக்க பத்தியம் முறிவு.

பத்தியம் முடித்தப்பின் உணவு முறை:

பத்தியம் முடித்தப்பின்பு உப்பு போட்டு ஆக்கிய சோறு, உப்பு பருப்பு குழம்பு சாப்பிடவும். பசி அதிமகாக இருந்தாலும் அதிக உணவு எடுத்துக்கொள்ளாமல், ஒரு வேலை உணவினை இரு வேளை சாப்பிட நலம். இருநாள்களுக்கு காரம் குறைவான உணவு கட்டாயம். இருநாள் கழித்து எப்போதும் போல் உணவு.

அரைபத்தியம் முறை:

புளி பதிலாக தக்காளி, எலுமிச்சை, உப்பு முற்சங்கு இலை போட்டு கருக வறுத்து சமையலில் சேர்க்க, கடுகு-க்கு பதில்-நற்சீரகம், நல்லெண்ணைக்குப்பதில்-நெய் சேர்த்து சமைக்கவும்.

மனக்கட்டுப்பாடு; பத்திய காலத்தில் இச்சாபத்தியம் (அகபத்தியம்) கட்டாயம்.

நலம் சூழ

சுத்தி முறை

- **இரசம்;** எருக்கம்பாலில் 30 நாழிகை ஊற வைத்து, தண்ணீரில் ஊறல் போட்ட சேங்கொட்டை அரவை செய்து, பின்னர் நெய்யில் வெற்றிலைச்சாறு, கொடிவேலிவேர் கசாயம், சர்க்கரை, சோறு இவைகளில் தனித்தனியாக ஒரு சாமம் அரைத்து வில்லையாக தட்டி நிழலில் காய வைக்க.

- **பூரம்;** மண் கலயத்தில் வெற்றிலை, மிளகுக் கசாயத்தில் சேகரித்து 3 நாள் ஊற வைத்திடவும். சில்வர், செம்பு, ஈயம், வெங்கலப் பாத்திரங்களை பயன்படுத்தினால் சல்லடையாக்கி விடும்.

- **கல்நார்;** கழுதை மூத்திரத்தில் 3 நாழிகை ஊற வைத்து தண்ணீரில் கழுவி எடுக்க.

- **படிகாரம்;** எருமைச் சாணியில் கிளிகட்டி எரித்து எடுத்துகொள்ளவும் அல்லது மூத்திரத்தில் 3 நாள் ஊறப் போடவும்.

- **இலிங்கம்;** தேன், முலைப்பால் கலந்து அதில் 8 சாமம் ஊற வைத்து, எலுமிச்சம் பழச்சாற்றில் கழுவ அல்லது குப்பமேனிச் சாற்றில் அமிர்தப்பால், பழச்சாறு சமமாக கூட்டி அடுப்பில் ஏற்றி அதில் லிங்கத்தை வைத்து புகையாமல் சுருக்குக் கொடுக்க.

- **வீரம்;** இளநீரில் கழுவி எடுத்து இளநீரினை சட்டியில் இட்டு கற்பூரம் தூள் செய்து கலக்கி அதில் வீரத்தை வைத்து மேல் புறத்தில் துவாரமிட்ட கவுசட்டியை மூடி துலாந்தரமாக தீ எரிக்க

- **கௌரிபசானம்;** பசும்பால் (அ) சாணிபால் (அ) சுண்ணாம்பு (அ) மிளகுக் கசாயத்தில் உள்ளே வைத்து துலாந்திரமாக தீ

எரித்து எடுத்துக்கொண்டு பன்றிப் பாலில் கிளிகட்டி கொதிக்க விட்டு எடுத்துக் கொள்ளவும். பன்றிகுட்டியின் இந்திரிய கொட்டையை திரி சுத்தி நாசுக்கினால் வாயில் பால் கக்கும், அதை எடுத்துக் கொள்ளவும்.

- **மிருதாசிங்கி;** வெள்ளாட்டம் மூத்திரத்தில் 1 நாழிகை ஊற வைத்து அதே மூத்திரத்தில் கொதிக்க விட்டு எடுக்க.

- **மனோசீலை;** காடி நீரில் (புளித்த மாடு குடிக்கும் கழனித்தண்ணீர், நன்றாக புளித்த தயிர்) கிளிக்கட்டி எடுத்துக் கொள்ளவும். அல்லது வெள்ளாட்டு மூத்திரத்தில் துலாந்திரமாக எரித்து எடுத்துக் கொள்ள.

- **வங்கம்;** இலுப்பை எண்ணெய் (அ) தேங்காய் எண்ணெயில் நவச்சாரத்தை தூள் செய்து அதிலிட்டு காய்ச்சி வடித்து எடுக்க. (அ) மோர்காடி (கடும்புளிப்பு), கோமியம், பழச்சாறு இவைகளில் காய்ச்சி சாய்த்து எடுக்க. 10 முறை செய்திட உத்தமம்.

- **நாகம்;** ஆட்டு நெய்யில் வைத்து உருக்கி நெய்யினை வடித்து விட்டு மூத்திரம், பழச்சாறு இதனுடன் நவச்சாரம், கல்சுண்ணம் கலக்கி 10 தரம் உருக்கி சாய்ந்திட (அ) இலுப்பை எண்ணெய் (அ) தேங்காய் எண்ணெயில் நவச்சாரத்தை தூள் செய்து போட்டு காய்ச்சி எடுக்கவும். (அ) மோர் காடி, கோமியம், பழச்சாறு கலந்து இவைகளில் காய்ச்சி எடுக்க.

- **கருவங்கம்;** வெள்ளாட்டம் மூத்திரத்தில் பிரண்டைவேரை அரைத்து இரும்பு சட்டியில் ஊற்றி அதில் நல்லெண்ணெய் விட்டு கலக்கி கருவங்கத்தை உள்ளே வைத்து 10 தரம் காய்ச்சி எடுக்கவும்.

- **சிலாசித்து;** பழச்சாற்றில் கொதிக்கவிட்டு 1 நாழிகை எருக்கம்பாலில் ஊற வைத்து கழுவிடவும். (அ) பசும்பாலில் துலாந்திரமாக எரித்து எடுக்க.

- **கெருடப் பச்சை;** பசும்பாலில் 3 சாமம் ஊற வைக்க.

- **வெண்காரம்;** கரி அடுப்பில் சிறு சிறு கட்டியாக போட்டு ஊதுகுச்சியால் கங்கு ஏற்படுத்த வெண்காரம் பொரியும். அதை

சேகரிக்க. (அ) காடிநீர் (அ) பழச்சாற்றில் அரைத்து வில்லை தட்டி நிழலில் உலர்த்தி அரைத்து எடுக்க.

- **அரிதாரம்;** பனங்கள்ளில் கிளிக்கட்டி எரித்து (அ) பனங்கருப்பட்டியை புளித்த தண்ணீரில் கலக்கி அரிதாரத்தை உள்ளே வைத்து அடுப்பில் சட்டி ஏற்றி எரித்துக் கொள்க.

- **பால்துத்தம்;** சிறுவர் மூத்திரத்தில் 7 நாள் ஊறிய பின் பசும்பாலில் 2 நாள் ஊற வைக்க.

- **துருசு;** தயிரில் அரைக்கும் போது ஈரம் உலருவது அறிந்து வரட்டியாக தட்டி எடுக்க (அ) தயிரில் 1சாமம் ஊற வைக்க.

- **மடல் துத்தம்;** வெண்ணெய் (அ) தயிர், சோற்றுக் கற்றாழைவேர் சாற்றில் 2 சாமம் ஊற வைக்க.

- **பச்சை துருசு;** பசுங்கோமியத்தில் போட்டு அடுப்பில் ஏற்றி 2 நாழிகை கொதிக்க வைக்க.

- **பவழம்;** பசுமோரில் கிளிகட்டி 4 நாழிகை எரித்து எடுக்க.

- **அஞ்சனக்கல்;** புளியாரைசாற்றில் 1 நாள் ஊற.

- **கல்மதம்;** மனித மூத்திரத்தில் கழுவி எடுக்க.

- **நாபி;** உப்பம்பருத்தி இலைச்சாற்றில் 1 நாழிகை ஊற வைத்து குண்டுமுத்து இலை, எருக்குமி இவைகளில் தனித்தனியாக 1 நாழிகை புதைத்து எடுத்து பசுங்கோமியத்தில் கழுவிய பின் சீந்தில் கொடி கசாயத்தில் துலாந்திரமாக எரித்து எடுக்க.

- **நீர்வளம்;** எருமைச்சாணியை காடி நீர் விட்டு கலக்கி அதில் நீர்வளத்தை போட்டு நன்றாக கொதிக்க விட்டு எடுத்து அதன் மூக்கு, தோல் நீக்கிடவும். அந்த பருப்பை எடுத்து மோர், எலுமிச்சம் பழச்சாறு கலந்து அதில் போட்டு நன்றாக கொதிக்க வைத்து நிழலில் உலர வைக்க.

- **தாளகம்;** சிறுதுண்டுகளாக்கி சிறுகலயத்தில் போட்டு கவுசட்டி மூடி அதில் மூன்று சிறு துவாவரம் தமுர் (சிறுதுளை) போட்டு, கரி அடுப்பில் வைத்து அடுப்பினை சொளகு, (அ) ஊதுகுழலால் காற்று வர வீசி விடவும். துவாரத்தில் கரும்புகை வந்து வெண்புகை வரும்போது எடுக்கவும். (அ) தாளகத்தை

சுண்ணாம்புக்குள் புதைத்து 7 தரம் பதனீர் விட்டு வார்த்து எடுக்கவும். (அ) கழுதை மூத்திரத்தில் 2 சாமம் ஊறல் போட்டு எடுக்க.

- **இரும்பு;** இரும்பு பொடியை பழச்சாற்றில் 1 நாள் ஊறல்போட்டு, மறுநாள் நல்லெண்ணெய் ஊற்றி இரும்பு சட்டியில் போட்டு வறுத்து எடுத்த பின் காடிநீரில் கழுவிக்கொள்க.

- **காந்தம்;** பழச்சாறு, காடிநீர், பசு மோர் இவைகளில் தனித்தனியாக கொதிக்க வைத்து எடுத்த பின்னர் 7 தரம் பசும் சாணிப்பாலில் காய்ச்சி எடுக்கவும். சாணியைத் துணியால் பிளிந்து சாறு எடுக்கவும்.

- **அயன் தொட்டி;** பசுமோரில் 4 சாமம் ஊறவைத்த பின்பு, நெய், தேன் இவைகளில் தனித்தனியாக 8 நாள் ஊற வைத்து பழச்சாற்றில் கழுவி எடுக்க.

- **தொட்டி;** முலைப்பால், வெள்ளாட்டின்பால் இவைகளில் தனித்தனியாக 10 நாழிகை ஊறவைத்து எடுக்க.

- **தொட்டிபசானம்;** துண்டுதுண்டாக நறுக்கி கிளிக்கட்டி நெய்யில் அவித்து எடுக்க.

- **பொன்னிமிளை;** மூன்று நாள் காடிநீரில் ஊறல் போட்டு எடுத்து அப்பரேக்குத்தூள் போட்டு 1படி கோமியத்தில் வற்ற கொத்திக்க வைத்து உலர்த்தி எடுக்க.

- **சகஸ்திரபேதி;** நார் தேங்காய் (நார்த்தங்காய்) சாற்றில் 1 நாள் ஊற வைக்க.

- **சேங்கொட்டை;** 8 சாமம் தண்ணீரில் ஊற வைத்து மூக்கை வெட்டி நீக்கி எடுக்க.

- **சீந்தில்கொடி;** பாலில் வேகவைத்து நிழலில் உலர்த்திட.

- **அமுக்றாவேர்;** பசும்பாலில் வேகவைத்து நிழலில் காயவைக்க.

- **சுக்கு;** சுண்ணாம்புத் தடவி ஒரு நாள் உலரவிட்டு மேல் தோலினை சீவி எடுக்க.

- **மிளகு;** மோரில் 3 நாள் ஊறல் போட்டு நிழலில் காயவைக்க.

- **திப்பிலி;** பழச்சாற்றில் ஒரு நாள் ஊறல் போட்டு நிழலில் காயவைக்க.

- **ஓமம்;** தெளிந்த சுண்ணாம்பு நீரில் 1 சாமம் ஊறல் போட்டு நிழலில் உலர்த்துக் கொள்க.

- **சீரகம், கருஞ்சீகரம்;** தெளிந்த சுண்ணாம்பு நீரில் 7 சாமம் ஊறல் போட்டு நிழலில் உலர்த்துக் கொள்க.

- **ஊமத்தை விதை;** தண்ணீரில் 1 சாமம் ஊற வைத்து நிழலில் காயவைத்திட.

- **எட்டி விதை;** நெல், அல்லது நெய்யில் அவித்து எடுக்க.

- **மாசிக்காய்;** பசு நெய்யில் வறுத்து வெடித்த பின் எடுக்கவும்.

- **கொம்பரக்கு;** தெளிந்த ஊற்று நீரில் போட்டு அடுப்பு ஏற்றி மூன்று தரம் வடித்துக் கொள்ளவும்.

- **கந்தகம்;** அந்திக்காய் ஆழங்காயினை (மழையின் போது விழும் பனிக்கட்டி) சேகரித்த தண்ணீரில் 60 நாழிகை ஊறப்போட்டு நிழலில் உலர்த்தி எடுக்க. பனிகட்டியும் பயன்படுதலாம். பாலில் 10 முறையும், நெய்யில் 10 முறையும் காய்ச்சி வார்த்து எடுக்க. நெய்யில் உருகி முடிந்த பின் மோர் கைசிரங்கை விட்டால் கெந்தகம் மீண்டும் உருப்பெறும்.

நாடி

நாடி அறிய
காலமே வாத நாடி
கடும் உச்சியில் பித்தநாடி
மாலையில் ஐய நாடி.

ஓர்விரலில் ஓடில் வாதம்
இருவிரலில் ஓடில் பித்தம்
மூன்றும் சேர்ந்து ஓடில் சேத்மம்.
நாடி மூன்றும் படபட ஓடினால் சன்னியாம்
நாடி முன்னும் பின்னும் அமர்ந்து ஓடினும் சன்னி.

வாத குணமறிய
வயிறு வாய் மந்தம்
இந்திரியம் நாசம்
சிறுநீர் ஒழுகலாகி
மலமது கலங்கி விழும்.

பித்த அறிகுறி
கண் விழி சுழலும்
கண் இருட்டி பஞ்சடையும்
சிறுநீர் கடித்து நொந்து விழும்.

சிலேப்பன குறியறிய
சிலென்று உடம்பு வேர்க்கும்
உமிழ் நீர் இனிப்பு உண்டாக்கும்

நாவும், மேனியும் வானது வெளுத்து
சிறுநீர் நாற்றமெடுக்கும்.

நாவில் சுவையும் நாடி குறியும்

சிலேப்பனம் - இனிப்பு
பித்தம் - கசப்பு
வாதம் - புளிப்பு.

வாத நாடி அறியதல்

வாதம் - இருவிரல், பித்தம் - ஒருவிரல் ஓடும்.
வயிரானது நொந்து கடுத்து திண்பது ஒன்றும் செரியாது.
இரண்டாவது விரலில் சிலேப்பன நாடி எழுந்து ஓடினால் பசியெடுக்காது.
ஆசனத்தில் வலி ரத்தம் வழியும்.
சிறுநீர் மஞ்சளாகப் போகும். பித்த புலம்பல் ஏற்படும்.
சிலேப்பனம் இரண்டாது விரலில் ஓடி, வாதம் ஒன்றாம் விரலில் ஓடும்.
திரேகத்தில் சூடு அதிகரித்து
இனிப்பின் ஆசை அதிகரித்து தாகம் எடுக்கும்.

பித்தம் இரண்டாவது விரலில் ஓட, வாதம் ஒன்றாம் விரலில் ஓடி
எழும்பினால் வயிற்றில் நோய் உண்டாகும்.
நெஞ்சானது எரிச்சலுண்டாக்கி நாவு வறண்டு சிறு நீர் கடுக்கு விழும்.
சிலேப்பன இரண்டாவது விரலில் பித்தம் எழுந்து ஓடினால் சன்னி
உண்டாக்கி உச்சி நோகும். செவிகேளாது நாவு நொந்து போகும்.

மரண நாடி

வாத பித்த நாடியானது ஓட, சிலேப்பன நாடியானது பதுங்கி அரணை
வால் போல் துடித்து தேகத்தில் வேர்வை விட உடம்பு குளிர்ந்திருந்தால்
மரணமென்று அறிக.

பித்த நாடி நீங்கி ஐயமாக ஓடும். சிலேப்பனம் மீறி நடந்தால் ஐந்து நாளில்
மரணம் தப்பாது.
வாத பித்தத்தோடு சிலேப்பன குதிரைபோல் ஓடுமாகின்
சன்னி காணும். அதன் பின்னர் நாடிகள் பாம்பு போல் பிரண்டு
தவளைபோல் மயங்கினால் முப்பது நாளில் தப்பாமல் மரணம்.

சிலேப்பன நாடி அளந்து,
செருமி வறண்டு இருந்தால் இருநாளில் மரணம்.
திரேகத்தில் பித்தநாடி நீங்கி, ஐயமான சிலேப்பனம் மீறி நடந்தால்,
நீர் கோர்த்து ஐந்து நாளில் மரணம் தப்பாது.
வாதபித்தத்தோடு சிலேப்பன நாடி தொடர்ந்தால் சன்னி காணும்,
தவளைபோல் பம்மினால் தப்பாமல் மரணம்.

வாத பித்த நாடி விட்டி போல் தவ்வினால் மரணம் என்றிக.
இடிபோல் இடித்து விழுந்து மூக்கின் கீழ் வேர்த்து கண் மறைவாக
விலாவில் வலி வந்தால் மரணம் என்றறிக.
வாத நாடி நின்று சிலேப்பனம் நடந்தால் மரணம் தொண்ணூறு
நாழிகையில்.
கோழி, அன்னம், போல் நடக்கும் வாத நாடி, அட்டை போல்
தயங்கித்தயங்கி ஓடினால் ஏழு நாளில் மரணம்.
ஆமை, அட்டைபோல் நடக்கும் பித்த நாடி, பாம்பு போல் வளைந்து
நெளிந்து பிரிந்தால் ஐந்து நாளில் மரணம்.
தவளை, பாம்பு, அட்டை போல் நடக்கும் சிலேப்பனம் குதிரை போல்
திமிரி நடந்தால் முப்பது நாளில் மரணம்.
சிலேப்பன நாடி எழுந்து செருமி வறண்டு இருந்தால்
இரு நாளில் மரணம்.

சிலேப்பன நாடி குதிரை போல் நிமிர்ந்தால் - மரணம்
நாடி மூன்றும் தீபச்சுடர்போல் தெரிந்தால் தப்பிப்பிழைப்பான். இந்நாடி
கண்டால் மருந்து கொடுக்க நோய் விலகும்.

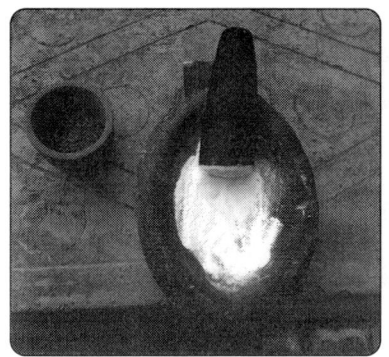
சங்கு (வெள்ளை) பாசாணம்

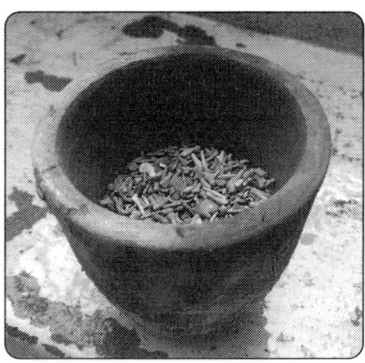
மூசை

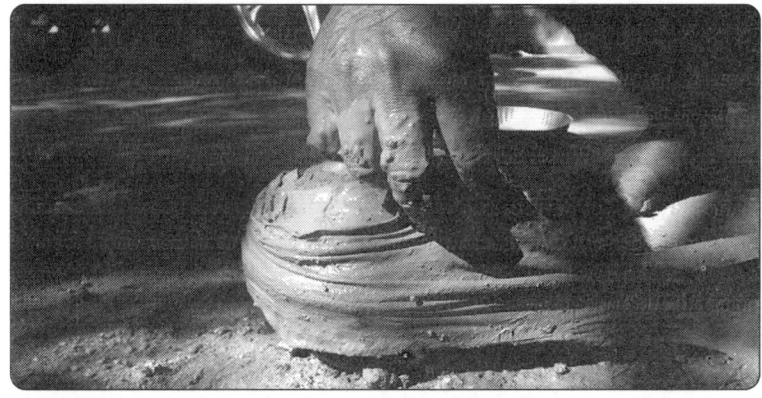

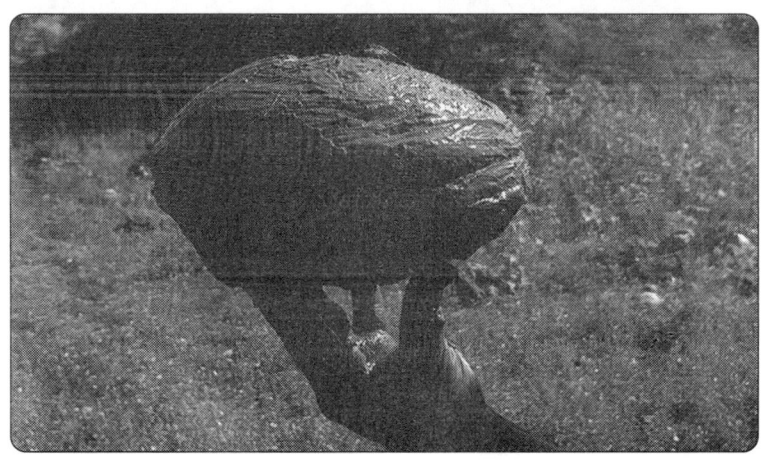

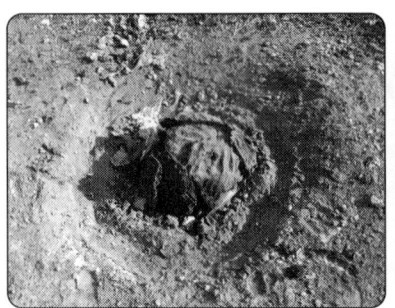 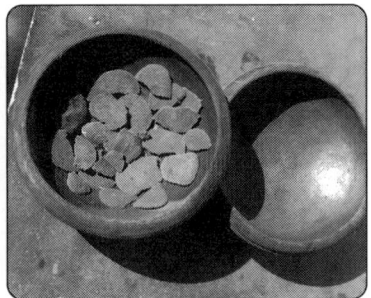

ரசபற்பம்

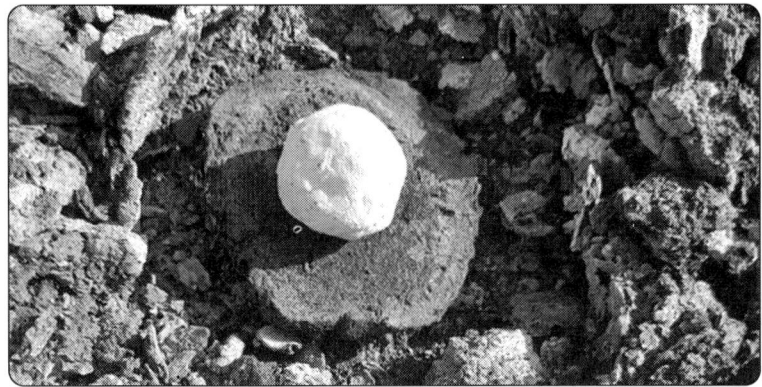

லிங்கக் கட்டு புடம் போடும் முறை

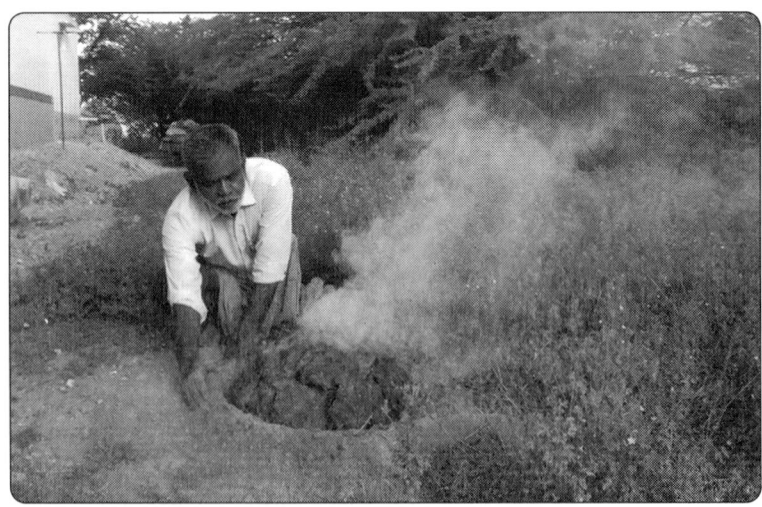

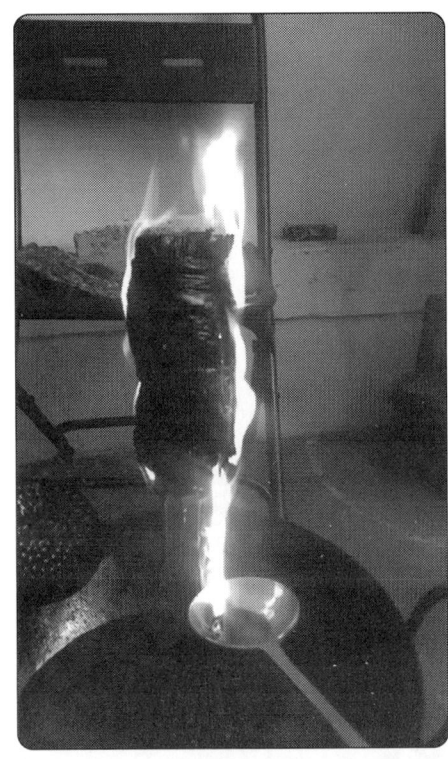

ஓந்தி சுடர் தைலம்
இறக்கும் முறை

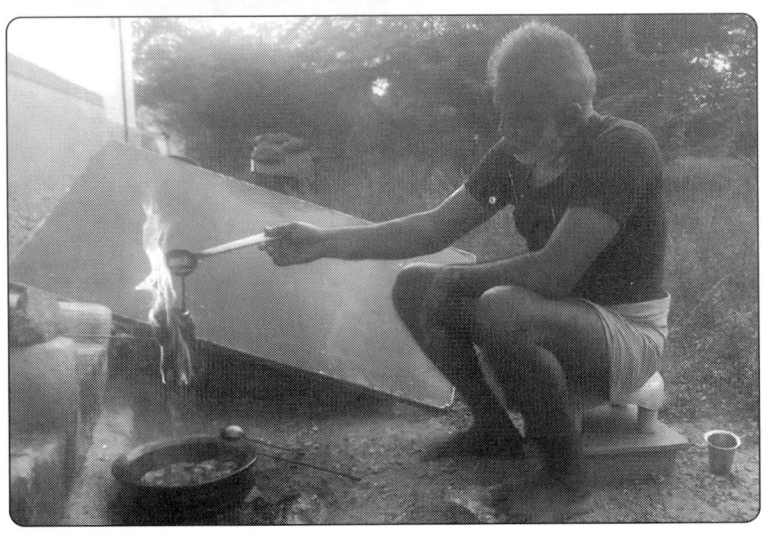

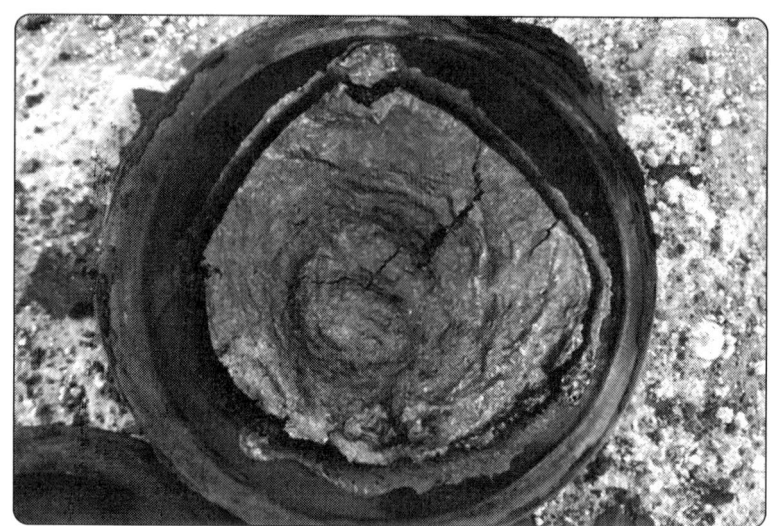

ரசபற்பம் புடம்

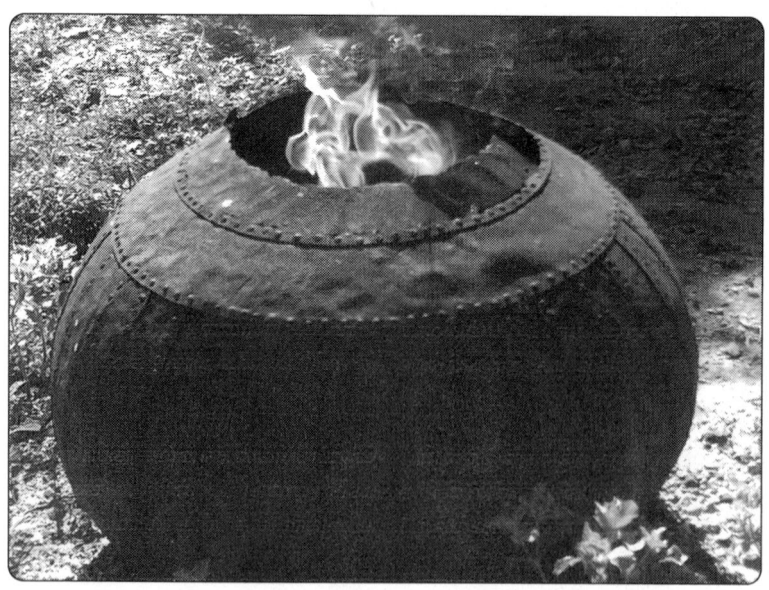

ரசபற்பம் புடம்

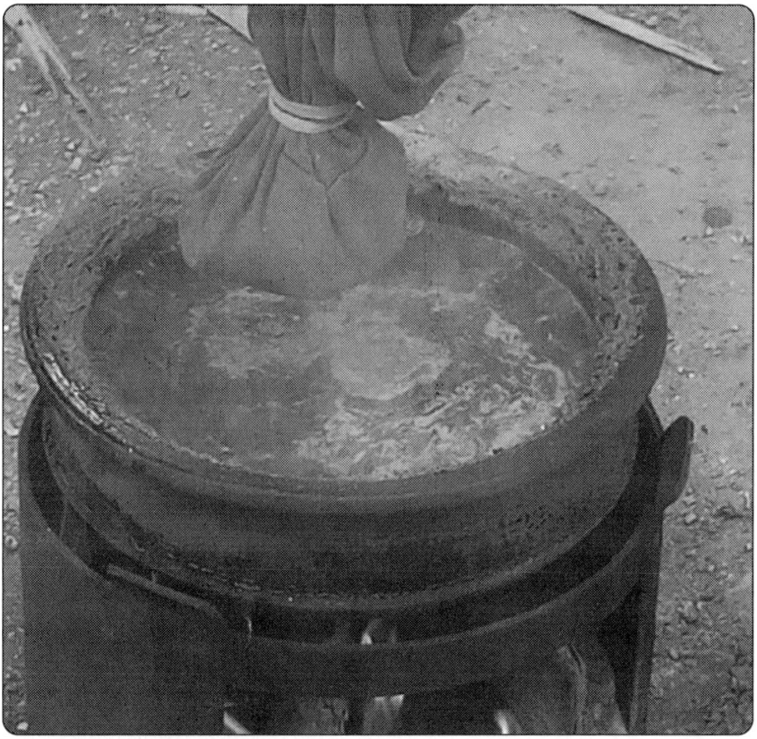

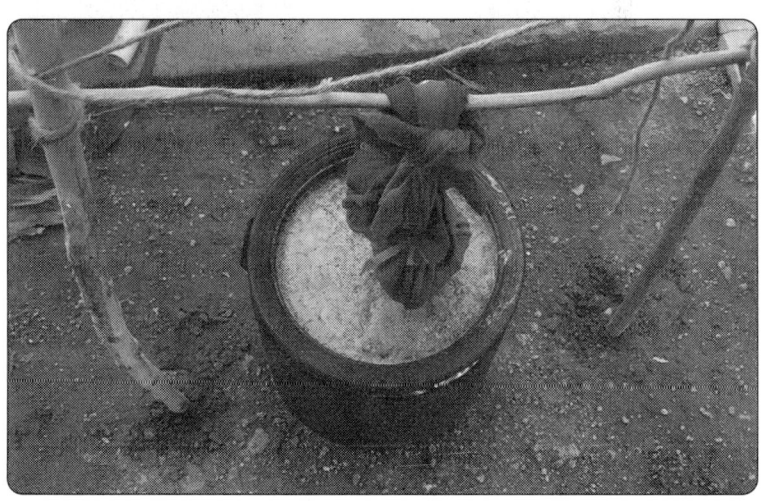

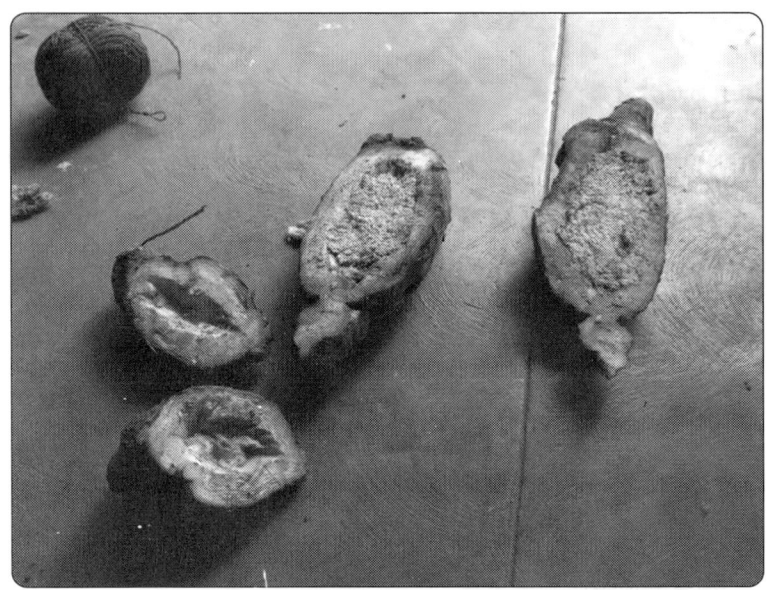

தாளக பற்பம் செய்தல்.

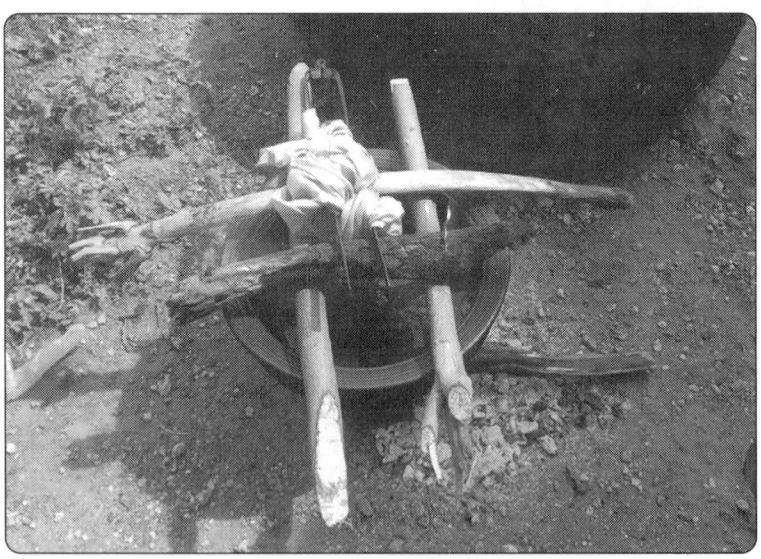

வெள்ளை பாசனம் சுத்தி முறை